從絕望到希望

David Fajgenbaum

大衛・費根博姆——著 楊雅筑——譯

一名醫生與罕病戰鬥及共存的長征

Chasing My Cure

A Doctor's Race to Turn Hope into Action

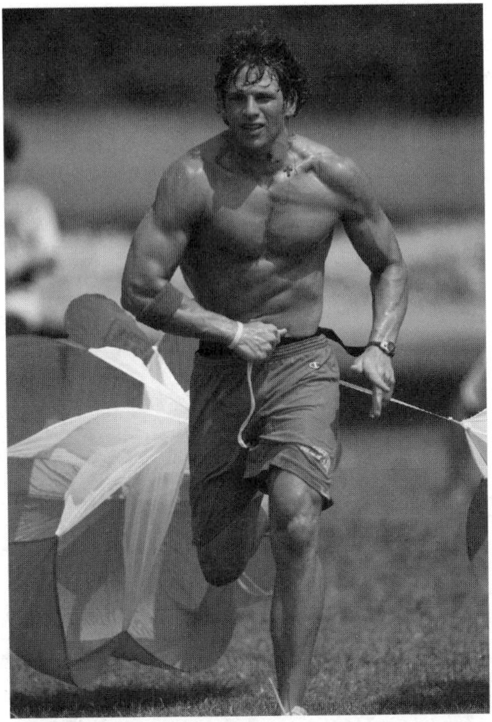

進入延長賽之前：為喬治城大學美式足球隊受訓（左圖）；上大學前和姊姊與父母合影（下圖）。（二〇〇三年）

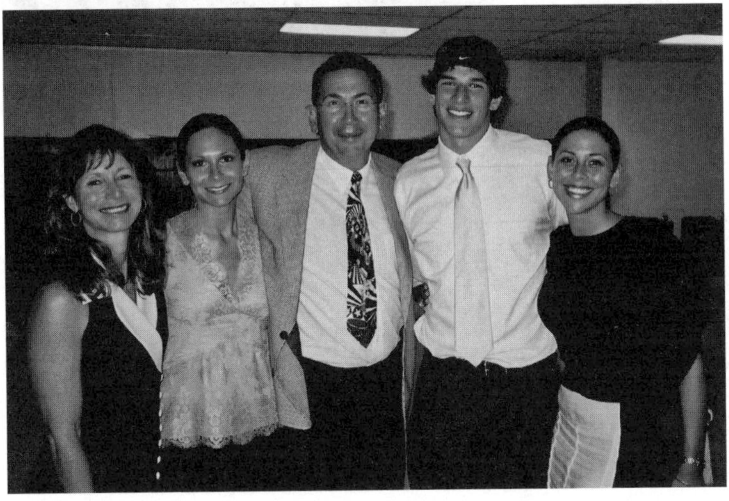

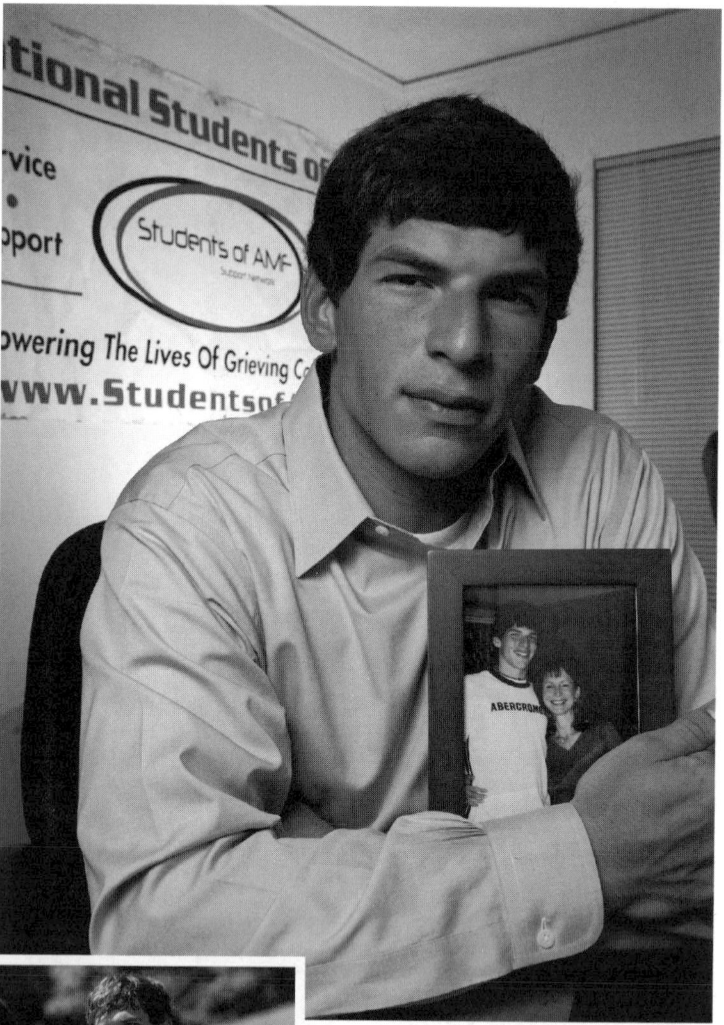

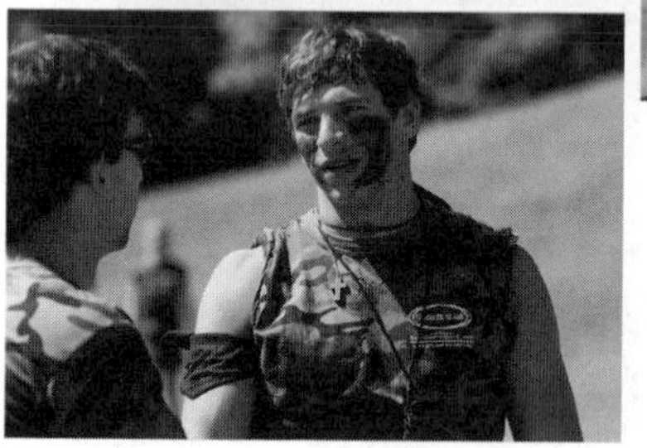

失去母親讓我痛徹心扉（我手中拿著我們的合照）。創立AMF支持網絡並以她的名義主辦募款活動——如左圖的二〇〇六年抗癌戰鬥營（Boot Camp 2 Beat Cancer），是我唯一的慰藉。

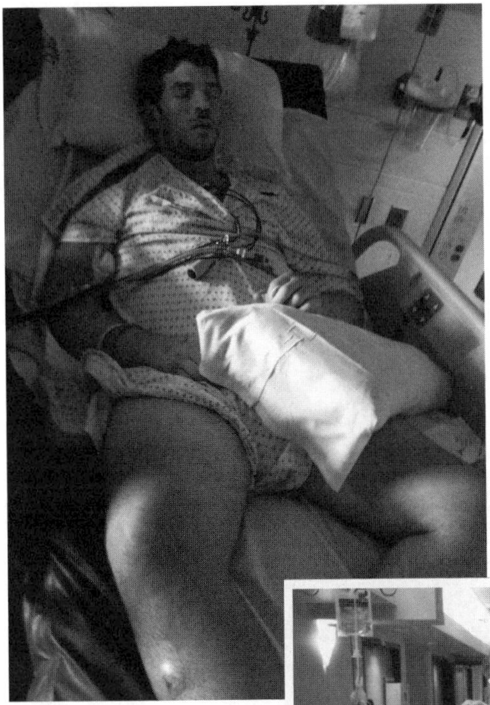

二〇一〇年，我就讀醫學院時突然因不明原因病倒。我的重要器官開始衰竭，意識模糊，我的父親一直都陪伴著我。

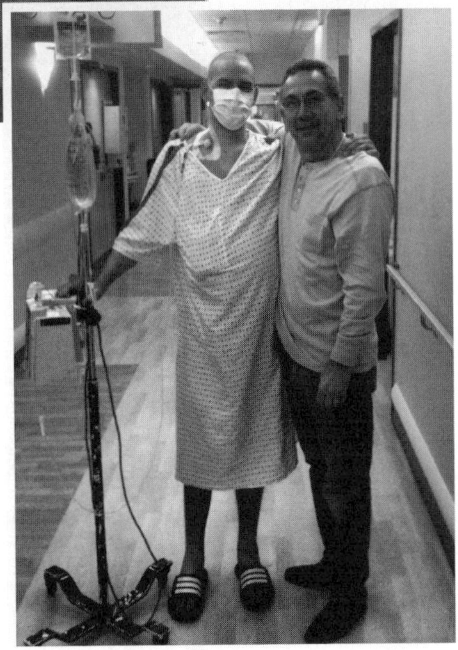

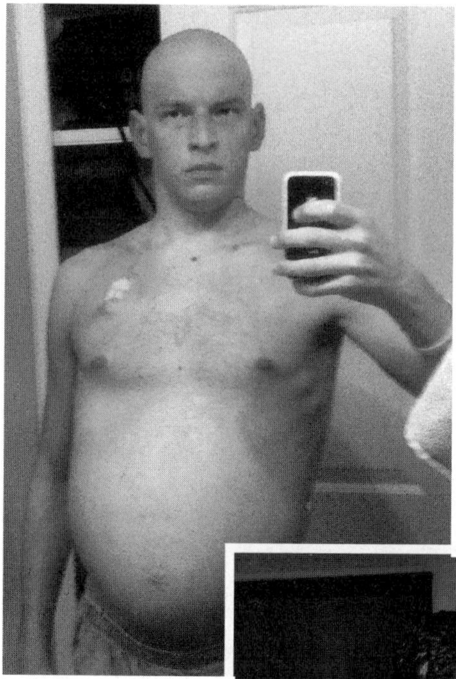

我終於在二〇一一年春季出院了一段時間，不過我在出院前被誤認成我父親懷孕的太太。雖然情況不是很愉快，我們卻笑得很開心。

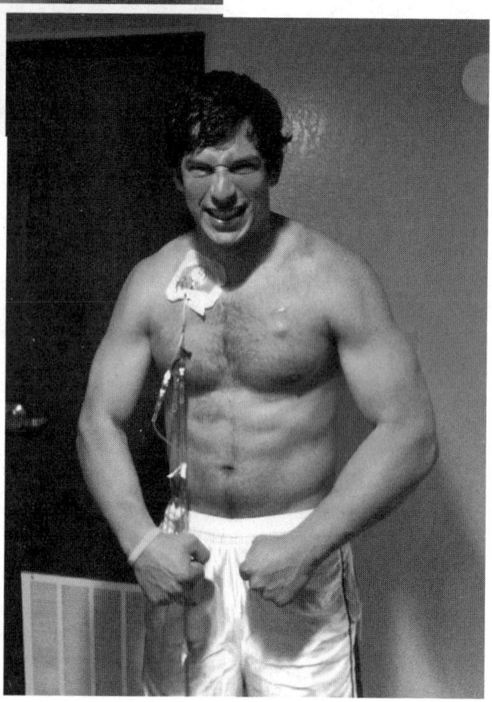

一年後，二〇一二年五月，我復發再度住院，但這次我很樂觀，覺得自己這次準備好面對病魔了。

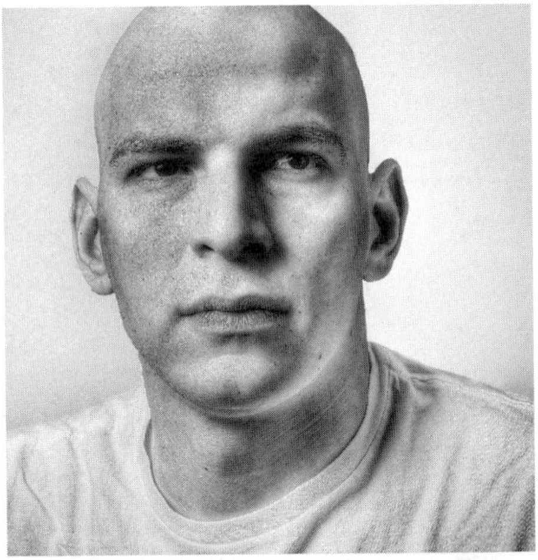

二〇一二年五月那次的復發，我得知我已經耗盡治療選項。我向家人承諾我會將餘生——無論有多長，奉獻給找到這種病的解藥。我開始在實驗室研究樣本，打造國際合作研究網絡。

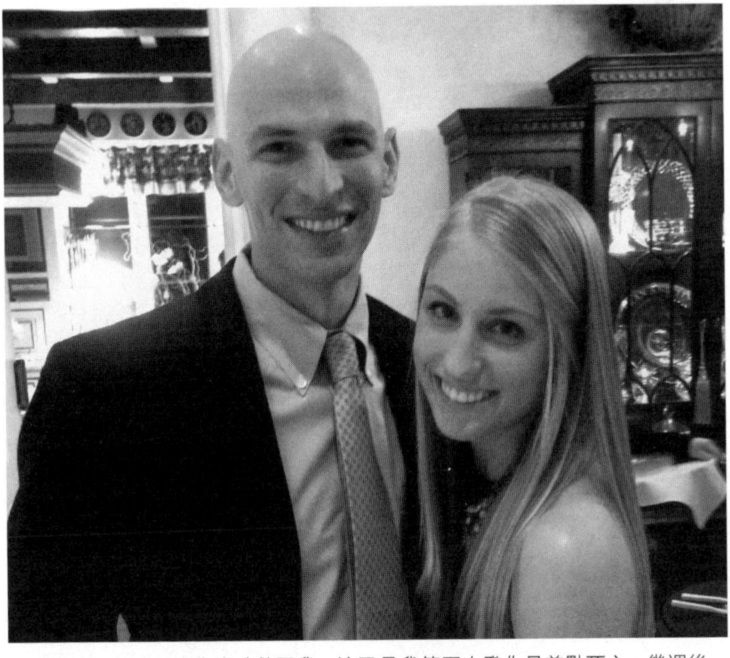

化療在我一年後再度復發時救了我，這已是我第五次發作且差點死亡。幾週後，親朋好友為我和凱特琳舉辦了訂婚派對，雖然我光頭又虛弱，但至少我們在一起。現在我只需要找到延長生命的新藥物才能真的娶她回家……

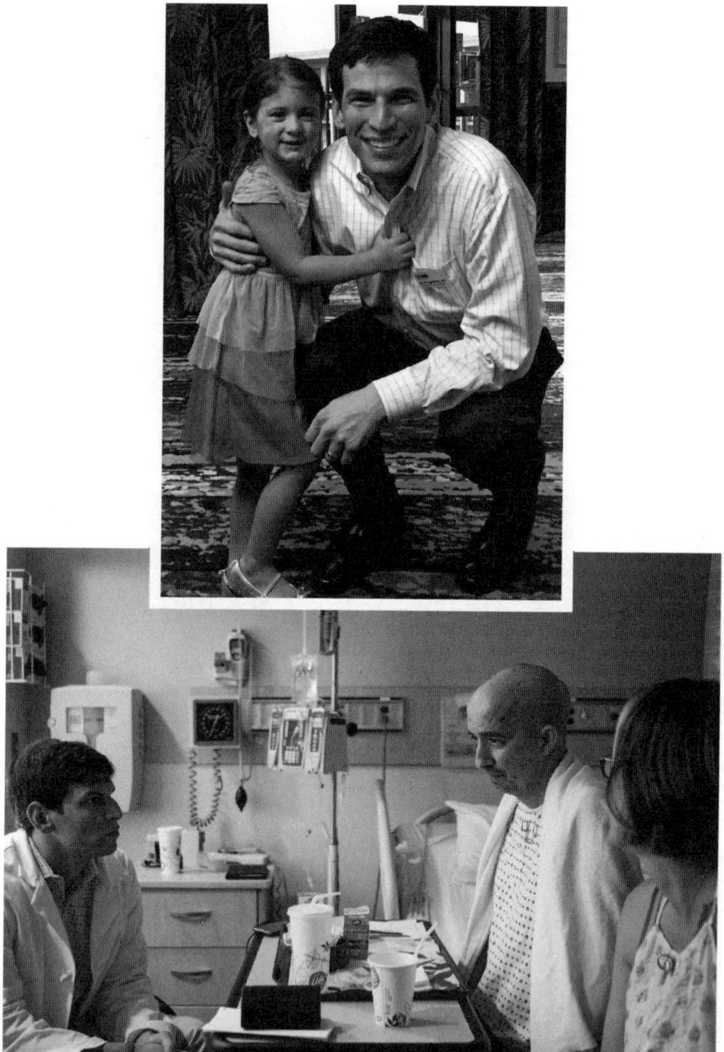

雖然我是為了追尋自己的解藥才踏上這段旅程，但現在我是為了在過程中遇到的其他卡索曼氏症患者努力。上圖是凱蒂，她是繼我之後第二個使用某種新藥物治療的卡索曼氏症患者；下圖是蓋瑞，他讓我親眼見證看著心愛的人對抗卡索曼氏症有多嚇人。他們倆都大方捐出樣本給我研究。

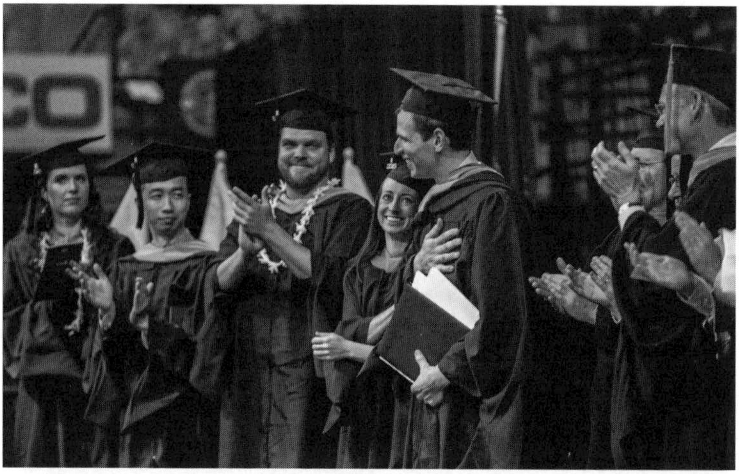

感謝我的華頓商學院同學，他們在我剛進商學院復發時一直支持我，是他們讓我們在對抗卡索曼氏症的戰爭中成功扭轉頹勢。我被選為二〇一五年華頓商學院畢業典禮的學生致詞代表時超開心，因為能有機會正式感謝他們，那對我來說是很特別的一刻。

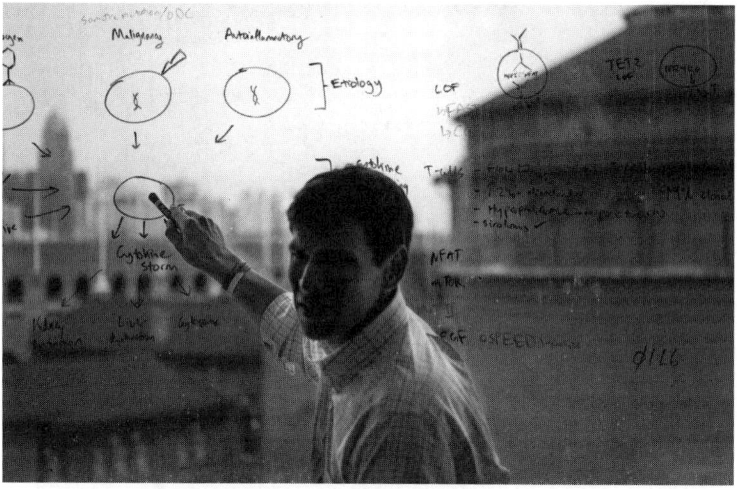

我們還要更努力了解卡索曼氏症以及免疫系統在其他疾病中扮演的角色。我是工作狂，我在賓夕法尼亞大學的辦公室白板常常不夠寫。

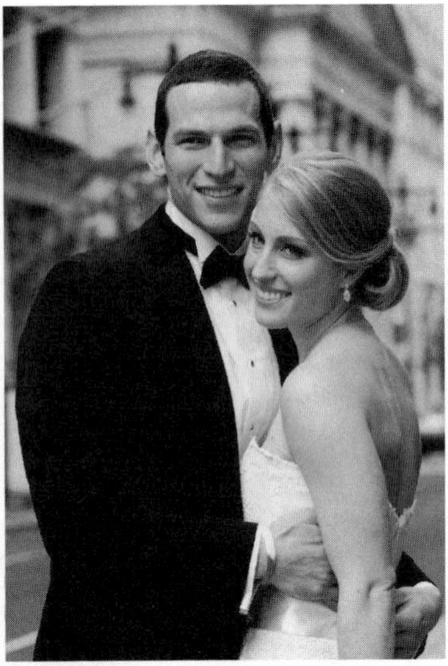

我此生的摯愛：凱特琳和我們的女兒艾蜜莉雅。

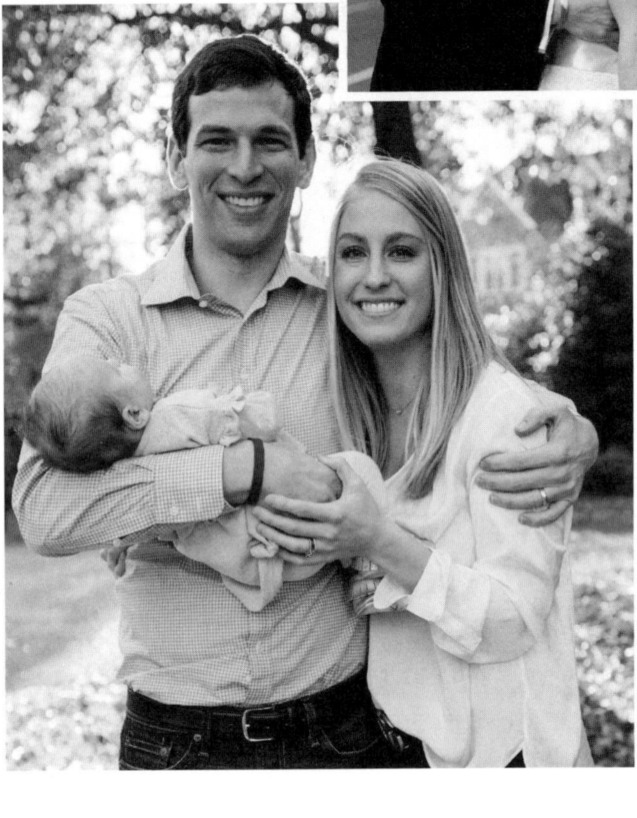

我要將這本書獻給我的父母、姊姊、凱特琳和艾蜜莉雅。

你們教會我怎麼活著，在我垂死時扶持我，

還有啟發了我追尋卡索曼氏症和其他疾病的解藥。

我愛你們。

目錄

序曲

從死亡中學到如何活著

掌握了心肺復甦術的基本技巧——手放哪裡、頭要往哪個方向微傾，還有按壓的時機——並接受了一定會感受到手掌下的肋骨碎裂後，施行心肺復甦術最困難的地方是知道何時該停手。

再壓一下會不會就能救回患者？

或者多壓一下、再一下？

當不論多用力壓、多努力祈禱，患者仍然沒有心跳，接下來怎麼做完全由你決定。已經失去一條性命，但還沒失去希望——說不定還有希望，至少你可以保有希望。你可以繼續按壓，直到臂膀無力，直到無法按壓到標準深度，更別說把肋骨壓斷了。

那麼，拯救一個人應該努力多久？

你終究會把手收回來，終究必須停手。但終究不是一個明確的數字，不是標準指引，不會在心肺復甦術的教學圖表裡出現，而且與其說「何時」停手，其實更像「為什麼」停手，當你終究會停手，那是因為已毫無希望。

所以這個停手的決定才這麼艱難。你付出努力希望能延續生命，希望則激勵你更加努力。希望、生命和努力，這三樣東西在跑道上互相追逐，讓彼此不斷向前。

在我人生中曾施行過兩次心肺復甦術。在我開始不停胸部按壓和禱告時，兩名患者都已經瀕臨死亡邊緣，但他們最後都沒有活下來。我當時不想停手，恨不得現在還在繼續按壓；而即使已經停止胸部按壓了，我還是忍不住希望心律監測器的螢幕上會再次出現起伏。但是只有希望常常不夠，希望可以很強大，但它不是超能力，很遺憾地說，醫學也不是，無論我們多麼希望它是。

有時候醫學的確感覺就像超能力。

我在立志成為醫師之前，就已經見證過絕症的樣貌和傷心欲絕的情景——我的母親在我大學時因腦癌逝世，但我還是很樂觀，還是相信能夠透過科學和醫學的力量找到答案和解藥。老實說，雖然我早已脫離能用年紀和天真當藉口的歲數，我還是相信人類文明中的耶誕老人理論：世界上所有的問題都有人正在某處努力利用技術和魔力尋找解答，或是已經找到答案了。

這種信念會造成出乎意料的負面影響，特別是在醫學領域中。如果相信幾乎所有醫學問題都已經有解答，那代表只要找到知道答案的醫師就沒問題了；只要相信有那些如同耶誕老人的醫師努力研究我們尚不了解的疾病，那我們就不會有動力在那些疾病影響到自身或家人時努力推動相關研究。

不過，我現在學聰明了。過去幾年我有很多時間可以省思醫師的角色定位，他們也有很多時間省思我這個人。我發現每個穿上白袍的人和權力的關係都十分緊張——當然，我們這些醫師花費好幾年辛苦讀書與受訓就是為了獲得權力，我們都想要權力。有人迫切想問各種問題時，我們都希望成為現場大家最信賴的人，大眾也期望醫師無所不知，可是在此同時，醫學教育、教科書和臨床實習讓我們體認到現實，讓我們知道哪些可能，而哪些終究不可能。沒人能擁有所有知識，現實可差得遠了。醫師可能時不時展現出精湛手藝，少數幾位醫師可能特別精通某些專科，但大致上來說，醫師也了解自己的能力有限，能有這樣的體認不簡單，因為在界限之外是折磨著我們的全能的妄想：應該要救活病患，應該要找到解藥、找到藥物，做出診斷，提供肯定的答案。

真相是，沒有人無所不知，但問題不在那裡，問題是對於某些事物，所有人都一無所知，沒有人做出任何努力，而且有時候醫學有可能錯得離譜。

我仍然相信科學和醫學的力量，仍然相信努力和善良很重要，我還是抱持希望，還是會祈禱。但同時身為醫師和病患經歷的一切讓我明白，最頂尖的醫療常常無法挽救脆弱的生命，祈禱和善念常常無法帶來健康。

這本書敘述了我如何發現醫學界沒有耶誕老人，沒有人在認真製作給我的禮物，沒有人會幫我找到解藥。這個故事也是關於我如何體認到「希望」不能只是被動的概念，希望是一種選擇，是一種力量；若你希望某件事發生，不能只是向宇宙下訂單然後等著它實現，希望應該化為實際行動。當希望啟發醫學界和科學界採取行動，那個希望就能成為現實，能達成意想不到的驚人成就。

基本上，這是一個關於死亡的故事，希望你能從中學到如何活著。

01.

白色巨塔內的新生兒

就讀醫學院的第二年，我去了賓夕法尼亞州伯利恆的某間醫院實習。伯利恆以前是鋼鐵小鎮，在一九九〇年代沒落，後來復甦成為充滿活力的小社區。我的人生經驗和伯利恆相似，我在六年前因母親罹癌過世而陷入人生低谷，但現在已經振作起來，走出黑暗。母親逝世成為我進入醫學院的動力，我夢想幫助像她那樣的病患，渴望向癌症報仇。

我想像我是抗癌戰士，正在努力鍛鍊，好能徹底摧毀癌症這個萬病之王、恐懼之王；我想像自己磨刀霍霍，整裝待發，堅忍不拔，內心充滿憤怒。

但請先想像我進產科實習，而且完全嚇壞了。這一天我覺得自己不像戰士，反倒比較像演員，在心中不斷排練所有流程。我複習所有步驟、練習台詞，確認檢查表上每個項目，努力記住怎麼扮演醫師，感覺真的就像即將上台表演一樣。產房的布簾被拉開，美麗的陽光灑落，像聚光燈一樣照亮即將迎接第一胎的準爸媽和護士剛鋪好的藍色墊子，雖然那對準父母臉上滿溢興奮之情，但那位媽媽緊張到滿頭是汗——我應該也是。

這對夫妻快三十歲，年紀只比我大一些，想到我和當時交往三年的女友凱特琳也許很快也會有小孩讓我感到開心、平靜。不過我看起來可能比我想像的更緊張，因為那位準爸爸問我：「這應該不是你第一次接生吧？」

醫學界恐怖的就是所有事物都有第一次。每種藥物都有第一位病患，每位外科醫師都曾第一次動手術，每種治療方式都有第一次嘗試，而我當時每天都充滿了第一次和新挑戰。

不過我向那位準爸爸保證，這不是我第一次接生，我沒說的是，這是我的**第二次**。

我就定位。早上喝的第二罐紅牛發揮效果了，我準備好了。

我在心中複習分娩階段時思緒突然被打斷，因為嬰兒的頭出現了。

大衛，抓好。大衛，抓好。大衛，抓好。

然後就結束了。我順利將嬰兒引導到這個世界（**其實比你想像的簡單**），看著他吸入他這輩子的第一口空氣，一股強烈的使命感流經我的身體，流到四肢，占據感官，我甚至沒聞到生產時伴隨出現的糞便和血液氣味。真實世界看起來跟電影是不一樣的，多了很多隨機應變、很多恐懼，很多如釋重負的心情。

我常常想起我接生的那個寶寶。接生不是什麼英勇之舉，沒有很困難也沒有很了不起，在醫院裡不過只是例行公事，但我協助一個新生命來到這個世界，我見證了生命的奇蹟。

醫院裡發生的事大部分都和新生命無關，當醫師、護士和病患聚集在病房內，原因通常很沉重。

我第一次到醫院輪科實習時親眼見證了這件事，當時是二〇一〇年一月，我在伯利恆接生的幾個月前。讀了四年的醫學預科，拿到碩士學位，又完成了一年半的醫學院課程後，終於到了實際應用所學醫療知識的時刻。這次不再只是在旁邊見習或跟學，我也許真的可以幫忙拯救生命。實習第一天的前一晚我只睡了三個小時，上次那麼興奮應該是在學校踢美式足球的時候了。我起床時天都還沒亮，氣溫低於零度，但我仍然興奮地走進醫院。賓夕法尼亞大學附設醫院的入口和中庭我已然經過無數次，但今天完全不一樣，地板看起來更亮、更大或者，是我變小了。我高興地向警衛微笑揮手，他們也禮貌回應。那個早上，應該有數十個容光煥發的醫學院學生經過，每個人都夢想今天能破解謎團、幫助病患，就像醫療影集《怪醫豪斯》（*House*）裡演的那樣。

我的第一站是精神科住院醫師值班室，我要在那裡和精神科諮詢服務單位碰面。基本上，我們的工作是探訪主治醫師判斷需要精神科額外協助的病患，有些病患只是在手術後有些神智不清，有些病患曾表示他們想要傷害自己或是他人。

精神科並不是我最終想執業的科別，我滿腦子只想著要對抗癌症，但我希望臨床生涯能有好的開始，因此帶著過度的熱情上工。我向一名只比我大幾歲的女人打招呼，她是其中一名住院醫師，當時正認真盯著電腦螢幕，我伸出手，介紹自己，突兀地宣布這是我的第一個實習單位。

那時的我跟現在一樣很不擅長掩飾情緒。我的喜怒哀樂一直都藏不住，那位住院醫師搞不好用聞的就知道我有多緊張。

另一位醫學生在我之後進了門。我很快就發現，雖然我們在諮詢服務單位的角色相同，但他其實不太算醫學生，而是已經讀完牙醫學院而且完成牙科住院實習的口腔外科醫師，他現在回來實習是為了完成醫學院實習門檻，之後才能以口腔外科醫師的身分執業。我的競爭對手是已經接受第八年醫學訓練的人。

沒錯，我們是競爭對手。我們都是白色巨塔的庶民，穿著只有實習醫師會穿的短白袍，長度僅到腰部，而主治醫師和另一位住院醫師穿著長長白袍華麗登場，他們的袍子幾乎及地。我第一次覺得下半身那麼赤裸，特別是那位「口腔外科醫師」真的想要的話他其實可以穿長袍，因為他已經通過各種考驗，獲得穿長袍的資格。要成為醫師需要在大學時先在醫學預科獲得優秀成績，然後再努力讀完四年的醫學院，而這只是第一步。從醫學院畢業的學生理論上已經拿到長袍了，但他們還得完成住院醫師訓練，接著可能還要完成次專科訓練，而根據所選專科，這個階段從三年到十二年以上都有可能；接著，通過上述所有考驗，最後才能成為獨當一面的主治醫師。我還有很長的路要走，但第一天就是一個開始。

當大家正在問好和自我介紹（還有我獨自胡思亂想），突然被呼叫器的嗶嗶聲打斷，今天的第一項任務來了。我們根據位階依序跑出房間，「口腔外科醫師」和我壓隊。

才剛到病房我就想哭了。病房沒有開燈，病患病得很嚴重，兩頰因為類固醇治療浮腫，讓我想起母親抗癌時接受類固醇治療的模樣，那時她的笑容因為臉頰腫起而更明顯了，回想起來讓我苦樂參半。我知道一直想起母親會影響到表現，但是我無法抹去那些回憶，也不想抹去那些回憶；想起她圓潤臉上的大大笑容，我也忍不住微笑了。

這位病患病重的情況並不一般，而是已經走到了生命的末期，我們的任務是評估他是否仍有能力自行做出醫療決定。一個女人坐在病床旁握著病患的手，那是他的妻子，淚水從她的臉頰滑落，她沒有擦淚，任憑淚水滴在她兩手抓著的毯子上面，原本提供些許安慰的小東西現在都染上了悲傷。病患意識混亂，吃力地回答精神狀態檢查的問題。

「我們現在在哪裡？」

「我在新……」

我們在費城。

「今年是幾年？」

「一九七七年。」

當時是二〇一〇年。

我們聚在病房外，一下子就討論出結果：病患沒有能力做出醫療決定，決定權應該交給他的妻子。

當然，醫學不是每次都這麼兩極，不是只有生或死、只有喜悅或絕望，還是有中間地帶，即使面對死亡，仍有找到喜悅的可能。

我在精神科諮詢服務單位待的時間並不長，表現也沒有特別突出，換句話說，結束兩個星期的精神科諮詢服務實習後，我很樂意換去有門禁管制的賓夕法尼亞醫院住院精神科病房實習。對於年輕的實習醫師來說，那是很嚇人的地方，裡面都是精神緊繃的患者，患有憂鬱症、躁鬱症、思覺失調症或有自殺傾向。雖然這次實習是成為醫師的必要條件，但我並不覺得自己會在這裡學到任何以後可以用來對抗癌症的技術。

我在精神科的第一位病患是喬治。喬治五十二歲，結過婚，身材高大，肩膀寬厚。他罹患膠質母細胞瘤（glioblastoma），世界上惡性最高的腦瘤，也就是我母親罹患的那種。他半張臉下垂，走路時一跛一跛，不過那不是他住院的原因，他會住進精神科病房是因為他罹患憂鬱症並曾表明想自殺。他那一星期剛得知自己只剩下兩個月的生命。

住院醫師說喬治住院之後沒有跟任何人說過話，幾乎每一天都整日待在房間，住院醫師請我執行精神狀態檢查並填寫住院表格。雖然喬治的頭部有顆快速成長的腦瘤，但他在總共三十分的評估檢查中獲得滿分，其他沒有長腦瘤的病患平均分數也只有二十五分。

他看到檢查結果的反應一點都不憂鬱。

「醫師，我表現超好！我有獎品嗎？」

「對啊，你很棒，之後再告訴你有什麼獎品。」我對他咧嘴而笑。

他離開時比進來時更有自信，從腳步和姿態就看得出來，原本一跛一跛的他現在闊步前進。

不過後來我再次經過他的病房時，他又躺在病床上，電視沒開，只是直愣愣地盯著牆壁看。看來測驗分數只讓他獲得短暫的快感。好，就算只是一時的刺激，我也可以重現那個效果。沒理由不能讓他重獲自信，如果那是我們能獲得的最佳結果，那就值得一試。

我上網搜尋其他可以讓他做的精神狀態檢查，這次他在滿分三十分的測驗中獲得二十八分，表現幾乎和上次一樣好，遠高於受試者平均分數的二十五分，喬治再次露出大大笑容。隔天早上他沒有躺在床上，而是站在護理站向任何願意聽他說話的人炫耀他在那兩次測試的表現有多好。

後來我在喬治住院期間的每個下午都會讓他進行精神狀態檢查，那些評估並不是治療所需的必要檢查，也沒有記載在病歷上，但那不是重點。原本有自殺傾向的喬治變得樂觀開朗，讓填寫病歷的例行公事變成我們倆期待的時刻，隨著時間過去，那些檢查還帶來更多收穫。

精神狀態檢查的其中一個環節會請病患在紙上隨意寫下一句話，喬治每次都會寫下關於他的女兒艾胥莉的句子：星期一他寫了「我愛艾胥莉」；星期二是「上星期六是艾胥莉的生日」；星期三是「我想念艾胥莉」；星期四是「我愛艾胥莉！」，由此可以推敲出艾胥莉對他來說很重要。我向喬治問起她的事，得知他已經好一陣子沒有跟艾胥莉說話，不過還是會每天留語音訊息給她。我不天真，我知道家人疏離可能有很多原因，他們家的狀況應該不是我這個外人能輕易理解的，但在精神科病房看著臨死之人寫著女兒看不到的簡單紙條、留著她不願意回的語音訊息，我知道該怎麼做——我問喬治我能不能打電話給艾胥莉，跟她說他的狀況有多好，說他的測驗分數和紙條內容，還有我在自己母親得腦癌時有什麼感受。獲得喬治首肯後，我打給艾胥莉並留言給她。

隔天遇到喬治時，我向他打了招呼，問他過得如何。

「超棒！艾胥莉昨晚打給我了！」

拐過轉角，走到他看不見我的地方後，我興奮地往空中揮了一拳。這是我第一次覺得自己真的幫到了病患，而且還不是透過複雜的手術或高超的開刀技巧。我沒有解開醫學謎團，不過是希望喬治在人生的尾聲能夠獲得快樂，從而行動。喬治和我僅是透過填寫資料就獲得大幅進展，支撐我們的事物就是可以這麼簡單。

我見證過喜獲麟兒的父母的純粹喜悅、失能病患夫婦的徹底絕望，但這次是我親自為面對悲傷的喬治帶來喜悅。

這種感受超棒，我想要更多。

我很幸運，因為醫學訓練階段的設計基本上就是一直給人更多，再多一點，再多一點，多到令人無法承受。

02.「失去」帶來的教訓

醫院實習通常會讓人累到下班後什麼都做不了，不過事實上，超長工時和高壓環境反而讓我充滿活力，讓我想要做更多。我和醫學院好友會在累人的實習和漫長的值班空檔一起去健身房，在健身的同時進行我們所謂的動態休息：互相大吐苦水，抱怨輪科實習和醫院職員的事，我前幾個星期還有抱怨那個「口腔外科醫師」。

雖然現在的我和從前相比已經判若兩人，那麼提起我以前可以仰臥推舉超過一百七十公斤應該不算炫耀。我的朋友幫我取了「野獸」的綽號，因為我大學打第一級別「美式足球時就已經很壯了，但我進入醫學院後比大學時期更像野獸。

某天晚上，一群朋友來我家看費城人隊棒球比賽，我則在房間讀書，讀到一個段落，走出房間稍作休息時，萊恩．霍華德正要上場打擊，他當時是大聯盟的頂尖重砲打擊手之一。球評提到霍華德的臥推紀錄是一百五十九公斤，我的朋友艾倫看著我說：「霍華德用臥推一百五十九公斤的力氣打出全壘打，你用你的力氣做什麼？手術時幫忙拉著皮膚嗎？」大家都笑了。艾倫可能意識到我的笑聲有點勉強，隔天寄了維吉尼亞州斯塔納茲維爾鎮的臥推比賽連結給我，信件內容寫著：「好好利用你的臥推力量。」我到現在還是不確定他那時是不是認真的，不過我仍然接受了挑戰。幾個星期後，我和八個好友擠進兩輛車──只有我要參賽，但我的好友犧牲寶貴的休息時間到場為我加油，開了五個小時的車，從費城開到人口約五百人的斯塔納茲維爾小鎮。好險主辦單位要求參賽者在比賽當天驗尿，我才不需要跟使用非法強化藥物的人競爭，我自己只喝了三罐必備的紅牛飲料，完全符合比賽規範。

雖然沒有為費城人隊打出全壘打，但那年在斯塔納茲維爾鎮的臥推比賽中我獲得該量級冠軍，只差兩公斤就能破州紀錄。我的朋友大聲鼓譟：「野獸！野獸！」那晚我們大肆慶祝。

---

1 譯註：第一級別（Division 1），美國校際體育賽事的最高級別。

也許我的臥推冒險，恰好驗證了某些認識我的人會用來形容我的詞語：有一點被虐傾向。這可能是為什麼年輕實習醫師所承受的壓力讓我樂在其中，好像工作需要投注的心力愈多，我就愈能全力參與每件事，在工作上和玩樂上都是。看到自己能幫助像喬治這樣的人讓我更認真做其他事，感覺我終於開發出醫學院前兩年深埋在心中、被冷凍的潛能。

那是令人愉快的熟悉感覺，以前我在課業上和球場上最大的優勢就是能比其他人更專注，更拚命。這是我美式足球打得好的唯一原因——我曾在喬治城大學球隊打四分衛的位置，雖然我的速度真的慢到不行。

因母親過世消沉一陣子之後，我振作起來了。我勇敢面對各種挑戰，身體很健康，生活多采多姿。我是維吉尼亞州量級臥推冠軍，有很棒的女友凱特琳，她在我因母親逝世受到打擊時陪伴著我，現在也非常支持我成為醫師，雖然她在另一個城市（在北卡羅萊納州的首府洛利，正要完成大學最後一年學業），而我在這裡努力前進，希望在未來的某一天能打敗殺死我母親的疾病。我覺得自己成功征服了世界。

但，我遺忘了其他世界。

臥推比賽兩個星期後的某個晚上，我正在為神經科實習複習無數的單字卡時，電話響起，是凱特琳打來的。我們幾乎每個星期都會輪流去費城或洛利找對方，上星期的連續假期才見過面，我想到也許她剛和我家人吃過飯（即使我人不在洛利她也會參加我家的聚會），打電話來是想跟我說我的家人有什麼新消息，或者她剛下班，想和我分享職場上的趣事（她沒課時會去我姊姊開的服飾店打工或幫忙照顧我的三歲外甥女安・瑪莉）。無論聊的是什麼，她的來電總是能讓我的心情變得愉悅。

我一接起電話，馬上就感覺到這通電話和以往不同。

「嘿，」她說，「我們需要談談。」雖然只說了七個字，但是聽起來很不像她，聽起來特別悲傷焦慮，我心想她是不是在職場上得到壞消息、在學校遇到什麼問題，或是她的父母或弟弟出了事，我也很關心他們。而後，接下來的十二個字把我徹底擊倒：「我覺得我們需要分開一陣子。」

重重一擊。我的人生規劃不管哪個版本都有她，她不知道這一點嗎？我忘了告訴她嗎？我需要她的支持，我以為她知道這一點而且也希望我能支持她。我不知道該說什麼好。

沉默了好一陣子，我終於無力地開口：「好。」又是漫長的沉默。

我現在才驚覺自己當初不願追問為什麼是因為我已經知道答案卻不想面對。驚人的專注力在過去讓我在各方面獲得成功，未來也會繼續對我有所助益，但我專注的對象通常不是凱特琳。

最後，她打破這令人不安的沉默：「我覺得我們需要分開一陣子，因為你一點都不重視我。」

雖然我理解她的意思，還是忍不住想：妳原本就知道我的情況，知道我需要做什麼、我們需要面對什麼。我們在時間和距離的限制下仍然創造出人生中最快樂的回憶，成功維持了三年的遠距離戀情：我在喬治城大學讀書時，妳在四小時車程之外的洛利。我去英格蘭讀碩士的那一年，為了在一年內完成學業回到離妳比較近的美國，拚死拚活地念書。我已經在七小時車程以外的地方讀醫學院讀了兩年，生活中一直有各種重要的事，但妳一直是我最重視的人事物之一，妳難道不知道嗎？為什麼現在提分手？為什麼上星期見面時沒有提？為什麼妳不想繼續走下去？

我震驚到什麼話都說不出口，也無力抗議。我一直不開口似乎讓她更鐵了心分手，我驚訝到說不出話也反映出我們之前的溝通出了多大的問題，也許那也是讓她想分手的原因之一。最後，我們掛了電話。

然後，我終於開口，大聲問自己：「就這樣結束了嗎？應該挽回她嗎？」我放縱自己沉溺於童話般的信仰，一味相信一切總會有好結局，如果我們是「命中注定」的伴侶，那我們終究會再次回到彼此身邊。現在顯然不是對的時機，至少我這樣安慰自己。那時的我年輕又健康，不過很盲目，誤以為我們還有很多時間，所以不需要立即採取行動，只需靜觀其變。

陷入錯愕的我用當初害我們分手的事情來面對分手的痛：我更認真投入一切，更認真念書，在醫院待得更久，更拚命健身，變得更像野獸。我不讓自己停下來，以免想起分手的事，我認為只要跑得夠努力，就可以逃避痛苦。

兩個月後，我突然被迫面對凱特琳。她要來費城拜訪她父母，順便邀我共進晚餐。用完餐後，她對我說如果我這次願意好好重視她，她願意跟我復合。那時的我還是很受傷，還是認為如果我們倆是命中注定，我們到了適合的時機總會復合。過去兩個月的極端專注讓我無法明白自己對她是否還有感情，因此我拒絕了她的提議。反正還有時間，所以我決定先把精力放在其他事物上。

但不是所有情況都能拒絕面對、找藉口逃避或壓抑情緒。無論我多麼想逃避現實，生命和死亡仍然會繼續發生。

一個星期後，一名看起來纖瘦但健康的六十多歲女性因為出現典型中風症狀被送到急診室，收到呼叫的當下我正好和那天上午負責中風患者的住院醫師在一起，我們用最快的速度跑去急診室。病患口齒不清，身體右側癱瘓，我們趕緊將她送去做電腦斷層掃描。

她的病情很嚴重。住院醫師對病患和她的丈夫說：「中風後馬上投予某種藥物有機會治好某些症狀，但是也有可能出現嚴重副作用。」她接著解釋有哪些風險，她的意思很明確：不管怎麼選都必須馬上決定，而這個決定可能會造成嚴重後果。

我們離開病房，讓那對夫妻私下討論要怎麼做。丈夫走出來對我們說想要接受治療後，我們立刻動起來，開始進行輸液。

我坐在病床旁邊監控病患的狀況是否有所改善，其實不只是監控，我還心存希望，暗自祈禱。評估的頭一分鐘感覺超級漫長，然後患者出現變化，可惜不是好的變化，她開始急速惡化，咬字比之前更不清楚，現在完全聽不懂她在說什麼了。她出現了這種藥物極為罕見但有詳盡記載的副作用：顱內出血。她開始呼吸困難，我們立刻停止給藥，用盡各種辦法維繫她的生命，包括將床立起來，給予新的藥物，詢問神經外科是否能進行緊急開顱手術，還有大量的禱告和祈禱。雖然我們已經盡了全力，病患還是在三小時後過世了。這是少見但已知的風險，我們事前已經盡了告知義務，但實際發生這個結果還是讓人很難接受。

那年二十五歲的我，第一次失去「我的」第一名病患，我哭著離開病房。

「我們已經束手無策了。」雖然了無新意，這句話代表的真相仍然很震撼，感覺這句話完全無法忠實傳達它應該要傳達的現實。出現藥物的罕見副作用後我們已經束手無策了，不過如果當初沒有試圖用那種藥進行治療，也許她就能活下來，雖然她的心智或身體可能會有重大後遺症。對我來說這是最苦澀的教訓，我一輩子追求採取行動，最後卻因為採取行動而失去了其他東西。

我在天主教家庭中長大，是充滿希望的教徒。我相信醫學的力量，也相信祈禱的力量對醫學的力量有加乘效果。我的處事態度背後的邏輯是，只要我做了對的事情而且夠努力，那「對的事情」終究會獲勝。我相信在上場前做足準備就一定能獲勝，只要在冬天和春天經常健身、努力練球，我就能在秋季拿到上場資格，在比賽中獲得好成績。只要努力就會獲得回報，我以前的人生就是這句話的鐵證。

不過，母親的死讓我發覺這句話不一定是事實，醫學院關於基因學、健康和疾病的課程也讓我更深刻地意識到這一點，但我直到病患死亡的那一刻才猛然驚覺人生並不公平——也許大部分的人都是這樣突然醒悟。對藥物產生罕見的致命副作用是這個女人活該嗎？這個嘛，如果事出必有因，也許那是為了讓她的丈夫學到寶貴教訓，一種只有親眼目睹太太死去才能體會的教訓。不過我不相信這種說法，我的腦袋突然被這個悲劇點醒，開始搜尋能證明這個假設有瑕疵的例子：受精時因為隨機出現基因突變而死亡的人呢？致命突變是上天為了讓死者家屬學到教訓才安排的嗎？在孤兒院孤獨死去的嬰兒呢？他們的死能讓誰學到教訓？這名急診室病患的無謂死亡，讓我意識到不能僅僅因為認真做事、做出對的選擇以及盡全力幫助他人，就預期會獲得好的結果。我的價值觀徹底崩塌。報應！生命中發生的事不是總是好事，也許我早該醒悟，我內心深處知道自己應該從這件事學到教訓，了解我和凱特琳的關係為什麼會變成那樣，但我不願去思考。

03.

母親的傳承

嚴格來說我是身心障礙者。我小時候被診斷出注意力不足過動症（ADHD）的過度專注（hyperfocus）亞型，這解釋了為什麼我從小就能連續健身好幾個小時，或是在隊友都已經失去興趣後繼續專心研究敵隊的比賽影片。

別誤會，這不是什麼超能力，注意力不足過動症讓我無法將注意力從一項工作轉移到另一項工作上，就像一直盯著一棵樹而看不見整片森林，進入過度專注狀態後，就算只是一棵樹也可以變得非常有趣。

我後來找到把注意力不足過動症從劣勢變成優勢的做法，那就是確保有趣的事也是重要的事，並好好規劃每一分鐘。這個做法大部分的情況下都管用，我的父母示範了擁有正確優先順序的人生可以是什麼樣子，我向他們借鏡，將他們的策略內化並應用在自己身上，剩下的就是依靠電子月曆提醒。

我在北卡羅萊納州的洛利長大。我的父母從位於加勒比海的島國——千里達島移民來美國，讓我父親得以在美國讀大學和醫學院。從醫學院畢業後，他和我母親搬到北卡羅萊納州，在那裡完成辛苦無比的骨科住院實習訓練，我母親則在家照顧吉娜、麗莎和我。我覺得自己直接繼承了母親的處事態度，她是虔誠的天主教徒，為了家庭和社群將信仰化為行動，不辭辛勞地全心支持我父親、兩個姊姊和我，並教會我們各種重要的人生教訓。她平日常帶我去送食物給年長的教友，週末我們則會參加慈善募款活動或在慈善廚房做志工，或去北卡羅萊納州特殊奧運協會幫忙。她熱愛幫助他人和陪伴他人，對她來說那不只是做善事，那是她的職責，她也很喜歡。

我爸是令人敬畏的骨科醫師，但他完全顛覆刻板印象，他是我見過最外向的人，有很多意見和故事，不管你想不想聽或是否聽過了，他都樂於和你分享。我向他學到教育是克服障礙最好的手段，這也是他向他的父親學到的。我的祖父在猶太人大屠殺中失去了所有家人，戰爭過後，他去千里達島討生活，雖然他剛到那裡時完全不會說英文，但後來還是在那裡打拚出一番成就。他娶了來自蓋亞那的祖母，而她的家族已經在拉丁美洲深耕好幾個世代，不過祖先來自世界各地，包括撒哈拉沙漠以南的西非；我母親那邊的家族則在好幾個世代以前就從歐洲移民到千里達。我的血統就跟千里達這個地方一樣，是文化、膚色和宗教的大熔爐：我有一個信奉猶太教的祖父，還有三個信奉天主教的祖父母。

我爸對我和兩個姊姊的期許很高，他要我們像他一樣找到天命並打拚出一番成就。我怎麼可能不被骨科吸引呢？我看過無數病患坐著輪椅進入我父親的診間，在接受手術和後續照顧後用走的出去。他的每一位病患狀況都好轉了，不管病況有多複雜。

但我也知道醫學幾乎占據了他所有的時間，感覺他總是在工作。他在我還沒醒來時就出門了，總是很晚才能回家吃晚餐。他週末也經常沒空，不過每次我有美式足球比賽時他一定會出席，看來出席球賽也傳達出一項訊息：做個成功的父親也很重要。

然而，在我想出如何在醫學中締造奇蹟，同時又有時間陪伴我未來想要擁有的家庭之前，我先將我高度的專注力投注在美式足球上。

我從七歲起就夢想成為第一級別大學球隊的四分衛。不是晚上睡覺時做的那種夢，而是整天都在做的白日夢，滿腦子想的都是美式足球——別忘了，我會過度專注。我爸是北卡羅萊納州美式足球隊「狼群」的隊醫，因此有主場比賽時我都能和他一起進去更衣室以及在場邊看球，那些比賽通常都會有數萬名球迷入場觀賽，每次想到這個數字我都覺得很驚人。球員的身材、速度和韌性也讓我讚嘆不已，對我來說他們就像神一般的存在。

上了中學後，我逐漸明白自己沒有打球的天生才能或速度，我必須進步才有可能表現得好，而且必須進步很多。我不像某些隊友是運動天才，我需要練習更多技巧，培養更多體能，什麼都要更多。我開始每天訓練好幾個小時，在自修時間健身，每天上午和下午也都會健身；我認真研究運動科學和營養學的書，花好幾個小時觀看自己比賽的影片。我一直都不是球場上最快的球員，但我敢打賭我應該是牆上貼了最多圖表的十三歲美國小孩：三十七公尺衝刺的路徑標籤、一．六公里的跑步紀錄、丟擲準確度和距離，我認真練球並留下紀錄，讓自己能從表格和球場上的實際表現看到努力帶來的回報。我發現雖然是否有與生俱來的能力或才華不是我們能控制的，但是要努力到什麼程度完全取決於自己。

我爸常常不在家，姊姊一個大我五歲，一個大我七歲，年齡差距有點大，因此在很多事情上我媽是我最親近的朋友和支持者。她甚至會陪我練傳接球，不過隨著我的力氣開始變大，她開始接不住我丟的球，於是她積極尋找解決方式，後來想出讓我們能夠繼續一起練球的方法：她在我家後面的山坡上放了幾個標靶讓我瞄準，然後站在旁邊，我把球丟過去後，她再把球從山坡上滾下來給我。她從來沒有逼我打美式足球，事實上她寧願我不要打球，因為她超擔心我會受傷，但她知道我熱愛美式足球，因此想全心支持我，雖然那代表要在山坡上陪我滾球好幾個小時。我們熱愛以及力行這句座右銘：「練習不能造就完美，完美的練習才能造就完美。」

我的中學美式足球教練內德．戈內特看到我有多認真後，決定加倍督促我。他曾在北卡羅萊納州的頂尖學府杜克大學的美式足球隊擔任後衛，曾是職業美式足球員，是北卡羅萊納州美式足球界的傳奇、練習場上令人畏懼的角色。他第一天就盯上我了，如果我沒有做到完美，他會吼我；如果我做到完美，他還是會吼我，罵我為什麼之前沒有做到。不斷追求進步的他形塑了我對於成功的認知：成功不是追求到達某個特定的位置，達成牆上的某個標記——如果成功只有那樣，那在達到目標後就不用繼續努力了。內德教練讓我學到成功是動態的，我的成功和旁邊那個傢伙的成功不一樣，今天的成功也和明天的不一樣；重點不是為了比別人或別隊厲害而訓練，重點是為了拿出最佳表現而訓練。如果已經達到目標，那就把目標放在更遠的地方，在這種情況下，批評不是懲罰，它是下一個目標的拉力，是目標呼喚你的聲音。

不過，並不是努力就一定會有回報，我曾學到慘痛教訓。高二時，我帶領球隊打進州冠軍盃但未能奪冠，下場後立刻計畫在明年的比賽中雪恥。那時已經有多間大學的球探聯絡我，我知道美式足球不但是我的現在也是我的未來，然後我的現在和未來同時崩塌：我在高三的第一場分組對抗賽中鎖骨碎成三塊。我爸看了X光照片後直接說我以後沒辦法打球了，然後立刻排定手術，隔天就幫我開刀。幸好他的開刀技術比算命技術好，我後來順利重返球隊，在季中擔任先發四分衛。我們那年再次打進冠軍賽，第四局下半出現我想都不敢想的一波進攻，讓我們在比賽只剩下幾分鐘時領先，然後，神奇魔力用完了，我們又輸了，我和隊友沒有得到童話般的圓滿結局。

我會感到失望不只是因為未能奪冠，也是因為原本有興趣招募我的大學在我受傷後都撤回了邀約，雖然對此我是可以理解。我從小到大的夢想就是打進大學美式足球的最高殿堂，享受大西洋沿岸聯盟[1]的明星光環，聽著現場數萬名球迷、還有守著電視轉播的無數球迷為我加油，而在受傷後，我將目標轉向較注重課業的愛國者聯盟[2]和長春藤聯盟[3]的學校，最後選擇了喬治城大學。我們的競爭對手包括布朗大學熊隊、康乃爾大學

1 譯註：大西洋沿岸聯盟（Atlantic Coast Conference），由美國東岸杜克大學等十五所大學組成，是屬於國家大學體育協會（National Collegiate Athletic Association，NCAA）第一級別的體育競技聯盟。此聯盟的籃球、棒球和美式足球皆非常有名。

2 編輯註：愛國者聯盟（Patriot League），美國東北部的大學運動聯盟，由麻省理工學院、喬治城大學等十三個精英學府組成，是NCAA第一級體育競技聯盟。該聯盟注重「學者兼運動員」的理念。

3 編輯註：長春藤聯盟（Ivy League），是由美國東北部哈佛、耶魯等八所大學或獨立學院所組成的聯盟，NCAA第一級體育競技聯盟。

大紅隊、拉法葉學院花豹隊等，球員名單一字排開都是課業成績亮眼的學生和未來的企業領袖，最適合注重戰術和紀律的美式足球愛好者。雖然喬治城大學不是美式足球傳統強校，但它仍然是第一級別的學校，而且我後來發現這間學校真的很適合我，它不但讓我有機會在大學繼續打球，也很鼓勵學生參與社區服務，這是我母親最重視的；喬治城大學也十分要求課業表現，這是我父親最重視的。我以身為喬治城大學的一員為傲。

我父母在大學開學前載我去位於華盛頓特區的喬治城大學，一路上我爸一如往常的興奮，我媽卻反常地安靜。我趁我爸離開的空檔問她怎麼了，心想她應該是因為小兒子要離家而感到傷心，不過她說最近頭一直很痛，搞不清楚是什麼狀況。那時的我只是個十八歲的孩子，一心認為她是因為我離家念書而難過只是不肯承認，所以我對她說那應該是壓力引起的症狀，叫她不用擔心，我不會有事。

我父母開車回家前和我一起去拜訪大學的美式足球教練。我們正要離開教練辦公室時剛好有一群球隊學長經過，我永遠忘不了那一刻有多尷尬：我媽溺愛地摸著我的背，我爸則緊握教練的手，用懇求的語氣說：「教練，我的寶貝兒子就交給你了。」

這場景讓學長一陣爆笑，因此，還沒開學我就已經獲得了「寶貝大衛」的綽號。

不過，我好好把握了下一次留下第一印象的機會。一個星期後，我們和霍華德大學進行了第一場七對七分組對抗賽，我在比賽中擔任四分衛，五次達陣加上零次抄截後，我們贏了。我打電話回家告訴爸媽這個好消息，等我爸一接起電話，我就興奮地詳細轉述所有賽況，但他沒有回應。

沉默了好一會兒後，他終於開口：「你媽得了腦癌。」不用他說我也知道該怎麼做，不過他還是說：「你得回家一趟。」

我在飛回北卡羅萊納州的飛機上終於有機會靜下心來思考，腦海中浮現過去十八年的回憶──母親站在我家後面山坡上的身影、上教會時坐在我旁邊、我熬夜念書時陪伴著我、餵飽大家、照顧大家、幫助陌生人、行動。

趕到杜克大學腦瘤中心時，我母親已經進了手術室，希望能盡量將腫瘤摘除乾淨。我和父親、姊姊一起坐在等待室討論接下來該怎麼做，我們坐的位子牆上貼著「杜克為您帶來希望」的標語，讓人看了安心不少，但我們明白腦部手術極為複雜，不只要擔心她能不能活下來，還要擔心摘除部分大腦後會不會性情大變；我們不知道她在手術後是否還能說話、是否還會記得我們。當醫師告訴我們手術順利完成、可以去見她以後，我要家人先在走廊集合，叮囑他們絕對不要在媽媽面前哭出來。我的思考邏輯是媽媽看到我們哭只會更擔心，我們在這個關鍵時刻不應該為她添加憂愁。

我們默默走到病床旁，她看到我們後，指了自己纏著繃帶、接了一堆儀器管線的腦袋。「我是金吉達香蕉小姐。」[1]她笑著說。我們都笑了出來，開心得哭了，我們沒有失去媽媽，我們還有希望。

隔天，從醫師那邊得知她罹患的是第四級膠質母細胞瘤後，我對姊姊說：「至少不是第五級。」我後來才知道沒有第五級，最嚴重就是第四級。我沒有問醫師像我母親這樣的病患平均能活多久，而是問第四級膠質母細胞瘤的病患最久可以活多久，我在尋找一線希望，即使是幻想或錯誤的線索也行。其中一位醫師說：「我知道有位患者活了五年。」對我來說，這代表我們還有五年又一天可以陪伴媽媽。她的預設模式也許是「行動」，但她也教導我只要誠心禱告，任何事都有可能發生。她是最有資格奇蹟般康復的人，所以我認真禱告。

我不想回喬治城大學讀書，但我母親堅持要我回去實現從小到大的夢想。我的兩個姊姊上大學之後就一直住在紐約市，但兩人都同意搬回去照顧媽媽，也和我說好盡量每個週末都見面，我這才同意回去念書。

我母親待人處事的方式讓很多人為她代禱。某個週末，我回去洛利，順便去附近的藥局幫她拿化療藥物，結帳的收銀員（我從名牌得知她叫作金）在發現藥物是我母親的之後哭了出來，原來我媽過去常常花好幾個小時開導她、陪伴她。我知道金是什麼感受，角色突然互換真的讓人很心痛。

接下來的幾個月，我在大學和老家之間來回奔波。我的家人會開車來喬治城大學看主場球賽；去別的學校比賽時，我會特別要求不和其他球員一起坐交通車，這樣才能在球賽結束後直接回家，幾個月前的我絕對不可能做出這種決定，但此刻這顯然是正確的抉擇。我在學校裡覺得很孤獨，不是因為我在學校沒有好朋友，而是因為他們沒有親身經歷我當時經歷的那些痛苦，無法真正了解我的處境。隨著我們家逐漸習慣無限循環的治療、磁振造影（MRI）以及希望有好消息的念頭，我愈來愈欽佩我母親的醫師為她和我們所做的一切。我的過度專注開始轉移目標，雖然我一直都在考慮當醫師，但現在吸引我的不再是骨科，我開始夢想幫助像我母親這樣的病患，就像她的醫師努力幫助她那樣。

不過醫師能做的有限。她的記憶開始衰退，至少短期記憶是這樣。她可能洗完手會忘了關水龍頭，但我們一起看家庭紀錄影片時她記得螢幕上播放的每一刻，甚至還記得沒有

1 編輯註：金吉達（Chiquita），美國一間香蕉和其他農產品的製造商和分銷商。「金吉達小姐」為該公司創作出來的吉祥物，最初將香蕉擬為卡通人物，身穿紅色舞裙，頭頂水果，而後改為一個頭頂著一大盆水果的女郎。

播出來的部分，有時她會分享一些影片沒有錄到的內容，或跟我們講某一段影像的背景故事。好多故事我都沒聽過，能有機會聽她說故事我很感激，也樂於聽她說她的版本。整個大一暑假我都陪著我母親，陪她去做物理治療、放射治療、回診，還有上教堂。我們常常禱告，常常心懷希望，就算磁振造影顯示癌症在進行密集的治療後還是復發了，而且無法透過手術切除，我母親還是說那一年是「最棒的一年」，因為我們家人花好多時間相處。雖然得了癌症，雖然接受了化學治療和放射治療，最後，她還是帶著喜悅離開了人間。

當時我還不知道怎麼用文字形容，不過在我自己有了類似她人生最後一年的經歷後，我發現她不只是一個親切大方的人，更是擁有強大意志力的人。我現在知道「意志力」是在看似已無希望時會湧出來的額外力量。

擁有強大意志力的徵兆之一，就是在風暴之中仍然能夠找到一線希望，但我母親所展現的意志力不僅僅如此，她不只尋找一線希望，甚至自己創造希望。她人生的最後一年充滿歡笑，聽起來令人難以置信，但這是真的。那一年，她拿出要自己執行並控制一切的魄力：她下定決心要讓家人在她離開後有美好回憶可以回味，為了自己和家人，她很認真執行計畫。

說到這個，讓我立刻想起某次我們去超市的情況。她的身體右側因為癌症幾乎完全癱瘓，走起路來很辛苦，她勉勉強強扶著我走進超市，到了店裡面，她決定使用超市提供的電動代步車，可是因為她只有一隻手有力氣抓住把手，所以電動車一直繞著圈子無法直行。我以為她會哭——如果是我一定會哭出來，但是當繞了一圈的電動車又朝著我的方向過來時，我看到她的臉上掛著大大的笑容。她就那樣一直轉圈圈，逗得我倆大笑不已，現在我只要看到那種電動代步車就會想起我母親和那天的笑聲。她在那一天為我們創造了希望，讓我明白不需要祈望有奇蹟發生，或希望別人會為了我或深愛的人讓世界變得更美好——我可以自己抓住把手，自己讓希望成真。

04. 以我母親之名

大二開學後，和母親分隔兩地讓我很不適應，所以我每個週末都會回家陪她。幾個月後的二〇〇四年十月，我們最後一次面對面交談。她擔心我能不能好好活下去，我告訴她我會好好的，還打算以她的名義成立一個組織，幫助其他失去親人的學生。我在和她對話時才突然有了那個主意，還補充說要將組織命名為AMF，也就是我母親的名字安・瑪莉・費根博姆（Anne Marie Fajgenbaum）的縮寫——這會是她的成就，她遺愛人間的方式。

那時的她已經不太能說話了，她只微笑說道：「無條件的愛。」她在兩個星期後病逝，我當年十九歲。

母親的死讓我覺得好像有人用刀刺穿了我的心臟，沒有別的方式能形容那種痛。怎麼會發生這種事？她是我遇過最認真、最親切、最大方的人；她吃得很健康，每天都會運動，不菸不酒；她終其一生都在幫助他人。為什麼上帝要讓我媽發生這種事？如果祂真的掌控一切，為什麼選擇帶走她？母親的病逝讓我對於秩序和希望的信仰根基出現裂痕。

幾個星期後，我在母親的包包裡找到一小張紙，那是從報紙剪下來的，紙張已經泛黃，邊緣用膠帶貼起來，看得出來她常常把它拿出來看。上面只有一小段文字，但我認出那是教宗聖若望保祿二世於一九九八年拜訪古巴的相關報導。報導引述了一段他的演講內容：

親愛的年輕人，無論你是否為教徒，要擁有美德。這意思是要保守你心，心胸寬大，憐憫眾人，情感豐沛，倚靠真理，坦然無懼，勇於承擔，追求自由毫不畏怯，愛人如己，因著盼望不被擊倒。

受到這段文字鼓舞，我知道該怎麼做了。回到喬治城大學後，我正式成立了AMF，並決定這個縮寫也代表「生病的父母」（Ailing Mothers & Fathers），這個組織包含同儕支持團體和紀念病逝父母的社區服務專案。我很快發現有很多學生和我一樣經歷喪親之痛，連我的好友凱特也是，每個人都覺得很孤單，因為沒人願意向旁人提起這種事。我們很快擴大服務範圍，讓父母之外的家人生病或逝世的同學也能加入，並且再次將AMF的全稱改成「積極向前進」(Actively Moving Forward)。每次聽到同學訴說他們有多孤單，以及在校園無法獲得情感支持的困擾，我就更有動力努力推廣這個組織；每當我因為母親病逝感到悲傷，我就投注更多精力在AMF。我母親把我的高中好友班當親生兒子看待，因此她的死也讓他萬分哀痛，後來班在他就讀的北卡羅萊納大學成立了AMF分會。當第十位同學聯絡我說想成立AMF分會後，我和班決定將AMF註冊為全國性非營利組織。我在大學的最後兩年和畢業多年後一直擔任AMF的無給職執行長，每個星期都會花二十至四十個小時在AMF上面，積極在全國各大學成立分會。

我母親死去的方式本質上完完全全不「正面」，是她用意志力為最後一年灌滿正面能量。我傳承她遺留下來的意志力讓AMF成為現實，這個組織幫助了全美數千個痛失至親的大學生，絕對算得上是一線希望，是由我創造出來的希望。

在球場之外的地方找到使命感後，我的認真態度終於能夠徹底發揮。我將注意力放在把AMF推廣至全國各地，美式足球變得不再那麼重要；相對的，醫學院的重要性也急速上升，我想成為腫瘤科醫師，想對抗癌症，我想報仇。

我在大學四年級獲得英國牛津大學提供的碩士獎學金，研究領域為癌症預防。拿到碩士學位之後，我就能準備去讀醫學院，成為認真抗癌的戰士。我超級期待這個人生階段，準備出國讀書時弄得像是要從軍一樣。不過計畫總是趕不上變化，我的這個計畫也不例外，我在寒假回洛利探望家人時在酒吧遇見了凱特琳。

我們後來才發現彼此都讀過私立雷文斯考夫特高中，不過因為她小我兩歲半而且在我畢業前半年才轉學過來，所以我們高中時並不認識。凱特琳畢業後讀的是洛利當地的私立梅利迪斯學院，巧的是我母親在她四十多歲時也曾念過那間大學，在癌症攪局前修完了一半的大學必修學分。

雖然我們高中時不認識彼此，但是凱特琳記得我們第一次相遇的情形。她那時去看籃球校隊比賽，突然注意到客隊觀眾席有個人穿著美式足球球衣，背面寫著「『廢』根博姆」。她沒有多想，她根本不知道那是誰的名字，接著她看到一個雷文斯考夫特高中的學生跑到客隊觀眾席找那個人，將那件球衣用力撕成兩半，最後在客隊球迷的噓聲中被警衛護送出去。

那個撕球衣的人就是我！球衣事件跟籃球完全無關，那個人是因為美式足球和我結下樑子。

凱特琳回家後跟她媽媽說了這件事，她媽媽要她以後不准去看籃球比賽，還警告她離那個費根博姆男孩遠一點。

四年後我們卻相遇了。

一看見坐在吧台的凱特琳我就認出她了。我們有好幾個共同好友，不過一直不認識。她在幾個月前向我發送臉書好友邀請，我接受後傳訊息對她說，既然我們現在是臉書好友了，那我們一定很要好（二〇〇〇年代的臉書文化就是那樣），下次我回洛利時一定要見個面。我鼓起勇氣走向坐在吧台的她，我們就像好久不見的多年好友熱情擁抱。

奇妙的是，感覺我們真的已經認識很久了，我向她抱怨醫學預科的事，她則聊起梅利迪斯學院的服飾經營課程。雖然我平常和初次見面的人聊天會避談和我母親相關的話題，以免讓氣氛變得悲傷或詭異，但我跟凱特琳說了我母親在梅利迪斯學院的經歷和她最近病逝的事，感覺我和凱特琳什麼都可以聊。

我的心怦怦跳，我懂她，她也懂我，我們都感覺到了，但我不想被發現對她有興趣，於是努力壓抑情感。我花了三十分鐘和酒吧的其他人聊天，可是每次我轉過頭看向凱特琳時，她也都看著我。她好漂亮，微笑時很美，努力讓凱特琳臉上出現笑容很快成為我過度專注的新目標。

我在喬治城大學畢業前的最後一個學期開始談遠距離戀愛。我們用盡一切辦法，幾乎每個週末都見面，有時是我去洛利找她，有時是她來華盛頓特區找我。她很欣賞我透過ＡＭＦ做的一切，甚至也在梅利迪斯學院成立了ＡＭＦ分會。她是最支持我的人，也是最支持我們戀情的人。

她是我人生中第一個能讓我放下工作休息片刻的人，我很喜歡這樣。凱特琳也是少數會直接糾正我或告訴我哪裡需要改進的人，第一次因ＡＭＦ上電視受訪時，我總是在主持人提問時噘著嘴大力點頭，只有她會告訴我，我的表情實在太誇張，我答應她會好好練習專心傾聽的表情。

我去英國讀牛津大學前和她說好，不讓戀情被距離打敗。我攻讀的碩士學位原本是兩年制，但我不想離開凱特琳那麼久，也想趕快去讀醫學院和實習，所以我在開學一週後去找學程負責人詢問提前完成學業的可能性。我們談得不太順利，他極力勸阻，警告我說要拿到這個學位必須完成整整兩年的研究所課程，這通常是全職學生才做得到，而我計畫在八個月內畢業。

為了在自己設定的期限前完成學業並繼續管理ＡＭＦ，我沒日沒夜地讀書和工作。ＡＭＦ逐漸獲得知名度，甚至獲得全美和國外的關注。那一年我們的故事獲得晨間新聞節目《今日秀》（*Today*）以及雜誌《讀者文摘》（*Reader's Digest*）報導；在二〇〇七年和二〇〇八年，AMF成立的故事印在兩千萬包多力多滋上，大學生超愛多力多滋，那些包裝啟發許多大學生成立AMF分會。不過我意外發現，意識到問題不代表就會採取行動，以這個例子來說，行動就是實際捐款。幾百萬人看到AMF的相關報導，其中有數百位民眾寫信恭喜我的組織獲得成功，但實際以捐款表示支持的人卻寥寥無幾。大家在新聞上看到某個議題的初步成功後，可能會以為問題已經解決了，或是覺得已經有其他人在努力了，而當事人很難向其他人解釋達成這番成就一路走來有多辛苦，或是還有多遠的路要走。另外，應該有很多人因為看到媒體大幅報導，認為已經有很多人捐錢給AMF，所以不差他們那一筆捐款。

我在牛津大學讀書時撥了一些時間擔任牛津大學的美式足球隊伍「騎士隊」的四分衛。那裡的比賽強度雖然沒有像在美國那麼高，但美式足球是我熟悉的嗜好，能夠滿足我和團隊一起打拚的渴望，重要的是很好玩，我知道我需要這種發洩管道。

在牛津大學讀書讓我有機會初次接觸生物醫學研究，而我對觀察到的現象感到十分不安。杜克大學附設醫院（下簡稱**杜克醫院**）的醫師團隊為我母親進行治療時，我只看到良好的運作機制、驚人的默契和團隊合作，那讓我以為學術界和醫學界都是這樣，以為大家都追求同樣的目標：拯救性命。

但，事實並非如此。我逐漸發現很多領域嚴重缺乏協力合作的意識，特別是在癌症預防和心血管疾病預防這兩個領域。雖然這兩種疾病的前三大可預防風險因子都是飲食、缺乏運動和抽菸，但兩個領域的研究卻完全獨立，極少互相交流，感覺甚至連同一個領域的研究員也很少交流，舉例來說，很多學者在研究危險因子修正的防癌效果時不會追蹤心血管疾病預防效果，反之亦然。研究領域的分割方式陳舊不堪，各方學者不是同心協力抵抗真正的敵人，而是互相輕視。我在我的碩士論文中提出這個觀察，並建議改採較為一致的研究方法，讓癌症預防和心血管疾病預防這兩個領域的學者能善加參考彼此的研究結果。對其他學者介紹這個研究結論有點尷尬，但大部分的人都對我的研究結果不感到意外。

過度專注帶來豐碩成果，我成功在八個月內畢業，欣喜若狂的我趕緊回到凱特琳身邊，並拿全額獎學金進入賓夕法尼亞大學醫學院就讀。我在就讀醫學院的前一年半繼續擔任AMF的無給職執行長，沒去上課時會用二．二倍速看上課影片惡補進度，不過即使這樣做還是沒時間睡覺，所以我習慣用咖啡因膠囊和能量飲料提神。

在我心中，我正在執行任務，而且已經快到任務的最後階段了。

然而實際上，我花費太多時間和精力在執著的事物上，不過很快，我也不需思考這種生活方式是否能繼續維持下去了。

05. 不講道理的疾病突襲

二〇一〇年七月，我剛完成六個月的醫學院實習，準備迎接兩個星期的假期。我只想回去探望我的家人：爸爸、大姊麗莎、二姊吉娜、外甥女安．瑪莉，還有二姊夫克里斯。我超期待回家，飛機一在洛利的達拉姆機場落地，我就迫不及待跑到航廈出口，我的家人都在那裡迎接我。到家後，吉娜宣布她懷了第二胎，我又要當舅舅了。自我在伯利恆接生了一個小男孩，新生命現在對我來說有了新的意義。我想到凱特琳，還有我原本規劃和她一起養育的孩子、一起過的人生，那個我沒有認真爭取的人生。

我為吉娜和克里斯感到開心，但不知怎麼的，我滿腦子只想著要上床睡覺。我這輩子從來沒有那麼累過，雖然很想和家人一起慶祝，但是我就是無法保持清醒。

我睡了整整十二個小時，隔天起床後還喝了好幾杯咖啡，可我仍然沒有精神，我累到在克里斯問我要不要一起去健身時拒絕了他，我以前從沒拒絕過這個提議。休息了整整一天後，我還是感到筋疲力盡，好像陷入永無止盡的宿醉狀態。過了好幾天還是沒有恢復元氣時，我知道身體出了問題，不過要再過幾天，當我在洗澡時發現鼠蹊部的淋巴結腫起時，我才意識到情況可能比原本想像的嚴重。我不想讓家人擔心所以沒有告訴任何人，雖然我發現淋巴結腫大時立刻想起那是癌症的徵兆之一。這不是我和兩個姊姊第一次對彼此隱瞞痛苦的事情，畢竟我們可是向最厲害的人學的：我母親很會默默隱忍，在抗癌期間不管出現什麼症狀都不會說，只有醫師問她時才開口，因為她不想讓我們擔心，但也不想對醫師說謊。我的兩個姊姊仿效她的做法，為了不影響在外地念書的我，在母親病情惡化的那段日子只會選擇性和我說一些細節。

我考慮過要不要在回到費城後請指導我的外科醫師幫我做檢查，這種狀況應該要做淋巴結切片檢查。不過我後來又說服自己，這只是醫學生症候群——有些醫學生會在學到約一萬種目前已知的疾病後變得疑神疑鬼，出現慮病傾向。我努力將健康疑慮拋諸腦後，和家人一起享受珍貴時光，期待新成員的到來。

我是實證主義者，相信眼見為憑。

身為醫師和研究人員，這不是什麼大膽的發言，二十一世紀的西方醫學本來就非常重視證據，可以說對醫學來說，白袍、聽診器和科學方法缺一不可。醫療人員治療病患時實際上做的是進行測試，進行更多測試，幸運的話——再進行更多測試。醫師是專業的測驗結果蒐集者，偶爾其中一項測試會帶來好消息：治療發生效果，新藥物發揮功效，新療程具可行性。

然而，大部分的測試都不會帶來任何成果。

但這就是代價，而且很值得，我們相信過程，相信證據。

這就是為什麼有些醫師很難理解直覺這種東西，我不願相信自己的直覺就是典型例子。

假期結束後，我從洛利回到伯利恆的醫院，從原本的單位換到婦科門診，進行最後一階段的實習。但真正的轉變，讓我承受不住的轉變，是急速惡化的疲勞和疲累感。為了保持清醒，我喝下更多咖啡因膠囊，灌進更多能量飲料；我會在白天抓空檔偷偷溜進空房，設定七分鐘的鬧鐘，好讓自己睡六分鐘。我繼續專注於各種事物，除了和凱特琳感情生變的原因和自己的健康。

我顯然生病了，但我不只覺得自己生病，不知道為什麼，在最嚴重的症狀出現前，在我因器官衰竭而倒下前，在被緊急送醫、家人聚集在我的病床旁之前……我**知道**我要死了，我就是**知道**。

這樣說不太準確，那時我腦海中浮現的是另一個說法：我覺得自己注定死去。這個「知識」在任何證據出現前就浮現了。

別說什麼實證主義，那只是一種感覺。

這是我唯一能形容的方式。這就像狗在臨死前會蜷曲在主人身邊，或是在災害來臨前出現異常行為，狗能感應到壞事即將降臨。

事實上，我對三位最要好的朋友班、格蘭特和榮恩說我要死了，而且是在還沒出現各種症狀之前就說了，那時的我只是很累，有幾個淋巴結腫起來——還有一種情況將急轉直下的預感。他們不知道怎麼回應，好像只覺得我在開玩笑，我還真希望自己是在開玩笑。在我累到不能去健身時，格蘭特可能就意識到我的身體真的出問題了。我和他在伯利恆實習時都住在宿舍，兩人每天都會一大早在宿舍外面的大樹練引體向上，回想起來，那段日子練的引體向上是我增強體力的最後機會，在我病倒後派上了用場。不用一大早爬起來健身應該讓格蘭特很高興，但他知道沒有力氣或意志力健身很不像我。

我也變得相信宿命論。我才剛拿到新的筆記型電腦就立刻拿去退貨，改買另一台螢幕更大也貴很多的筆電。我對自己和朋友說換筆電很划算，我值得擁有更大的螢幕——反正我也活不久了，不需要省吃儉用。跟上次一樣，我的朋友不知道怎麼回答，我的行為舉止已經脫離一般慮病症的範圍，這個新的、戲劇化的我讓他們很擔心。

身體感覺不太舒服，把宿命論掛在嘴邊，花大錢買大螢幕——這段面對死亡的蜜月期其實十分短暫。我很快出現了腹部劇痛和噁心的症狀，噁心讓我吃不下飯，腹部劇痛讓我痛到必須屈膝抱胸側躺或在站著時將腰彎到幾乎九十度才能稍微舒緩，我不願在病患面前擺出那種姿勢，所以我在工作時痛苦無比。疼痛從我的腹部一路蔓延到脊椎，我請格蘭特在門診之間的休息空檔嘗試幫我開背，看能不能用這個簡單的手法減輕疼痛，可惜沒效，問題不是出在我的背。

實習期末考的考前四天，我半夜醒來時發現床單上全是我的汗水。我跌跌撞撞走到水槽裝水喝，看到鏡中的自己脖子兩側都有腫塊，嚇了一大跳。我照著鏡子，摸著明顯腫大的淋巴結，那個觸感就跟我最近照顧罹患淋巴癌的年輕男性病患身上的淋巴結一樣，不過我沒有繼續想下去。如果我在病人身上摸到這種腫塊，我早就開始思考可能的成因了：感染？傳染性單核白血球增多症（infectious mononucleosis）？紅斑性狼瘡（lupus）？癌症？但此刻的我沒有為自己做出診斷，我不願成為自己的病患，於是盡可能拖延面對的時間。

隔天早上，我注意到我的手臂和胸口的小紅點比幾天前更大了，在皮膚上看起來就像一球一球的血管。我記得在皮膚科實習時看過類似的東西，這叫作紅痣，又稱櫻桃血管瘤（cherry hemangiomas）或老年血管瘤（senile hemangiomas），它會隨著年紀增長而出現，這很正常——所以名字裡才有**老年**，但我沒聽說過像我這樣病灶突然出現並快速變大的案例，更何況我是（還算）健康的年輕男性。

相繼出現的症狀讓我無法再裝作沒發現，不過只要再撐幾天就好，等到實習和考試結束就去做檢查。我安慰自己，腹部刺痛、噁心和類流感症狀應該是膽囊發炎所引起的，當然，膽囊發炎無法解釋為什麼會出現血管瘤，所以我跟世界上所有的人一樣決定上網搜尋，不意外地，出現的搜尋結果一點都不讓人安心。我找到幾篇一九七〇年代、一九八〇年代的論文，上面寫說突然出現血管瘤可能是癌症徵兆，我一看到立刻把全新大螢幕筆電的瀏覽器關閉。

考試前一天，我灌了兩罐能量飲料，想咬牙熬過早上的門診。我的體溫在過高和過低之間擺盪，我用病房的體溫計量出攝氏三十八．六度，屬於發燒狀態，但幾分鐘後又量一次，馬上變成攝氏三十五度。帶我的住院醫師看得出來我狀況很差（雖然不是醫師也看得出來），他叫我回家休息，我乖巧地離開門診部——然後直接去圖書館念書。我還是想達成目標，還是拒絕面對事實。但，我才剛翻開筆記就倒下了，全身蜷曲躺在地上，水泥地板好硬，感覺地毯的厚度只有一毫米，不過我不在意；我在四小時後醒來，那時已經到了我和格蘭特約好要回費城的時間。我們隔天早上要在費城考試，所以必須開車趕回學校，I-476公路上的駕駛應該很慶幸那晚是格蘭特負責開車。

那時的我好像幻想身體會在考試當天饒過我幾個小時，可惜那只是空想。那天我會去考場完全要歸功於根深蒂固的考試習慣（我會在考試當天準備好幾枝削好的二號鉛筆，考前再複習最後第一百次），不過這次我到考場時已經承受不住了，我發著高燒，腹部劇烈刺痛，全身大冒汗，最重要的是——我好累。不只累，幾乎是氣力用盡。

這實在不是適合寫考卷的狀態。我努力想看懂眼前的題目，思緒隨著一波波痛楚時而清晰、時而模糊，完全無法專注。我發現自己考慮要選A還是C想了超久，久到忘了題目在問什麼。

然後，我的命運再次清楚出現在我面前：選A或C都沒差，反正我要死了。在醫院考完試後，我跌跌撞撞走去同一間醫院的急診室，檢傷分類護士簡單檢查了一下就知道我需要立刻進行處置。醫師馬上對我進行各種檢查，超音波顯示膽囊沒問題，但血液檢查結果出現異常，這還是委婉的說法，事實是，我的肝功能、腎功能和血球指數「全部都有問題」。急診醫師摸到我脖子上的腫大淋巴結，要我進行胸部、腹部和骨盆腔電腦斷層掃描，並住院以進一步觀察評估。

突然間，我穿上了病人袍，在實習過的同一間醫院的同一層樓，我被推著經過其他醫學生、住院醫師和護士。我躺在我的病人躺過的病床上，醫生現在站在我之前站的位子，現在的我感受到我的病人肯定也感受過的恐懼和不安，別的先不說，至少我學到了病人希望醫師看診時展現出什麼樣的姿態。不過，我那天並不是要找一線希望或人生教訓。

等待檢查結果出爐時，我突然想打電話給家人，可是也想等到有更多資訊時再聯絡他們，我很不喜歡在還不確定是什麼問題前就讓人和我一起懸著一顆心。我知道他們會很擔心我，所以我決定再等等。

隔天早上，主治醫師表示，電腦斷層檢查顯示我全身的淋巴結都有腫大跡象，而且血液檢查結果比前一天更糟糕。他懷疑我得了淋巴癌或是另一種和血液有關的癌症，不過他想先進行其他檢查，確認症狀是不是由病毒引起，雖然可能性不大。那位醫師動作迅速又專業，但我懂他的意思，所有跡象都指向高度惡性淋巴瘤，他很清楚，我也很清楚。

這不是我希望聽到或和家人分享的「更多資訊」。

醫學院考試會出現的淋巴癌案例一開始總是寫著「一名原本健康良好的二十五歲男性出現類流感症狀，淋巴結腫大，血球數值異常」，這就是對我的形容，醫師也說可能是淋巴癌，雖然他們還無法下定論。我在醫師離開後走出病房，穿著病人袍而不是平常的短白袍的我，跟平常一樣用固定在牆上的電腦登入醫院系統，叫出電腦斷層檢查結果。雖然中間有好幾次疼到腰直不起來，我仍然認真檢視那幾張影像，每張影像都顯示出同一件事：我全身各處的淋巴結都嚴重腫大，心臟、肺部和腹部都有積水。症狀如此明顯且惡化得那麼快，我知道無論是不是淋巴癌，我都只剩下幾個星期的壽命。

就在兩個星期前，那股毫無科學根據但讓我深信不疑的死亡預感促使我升級筆電，而這次的死亡不只是預感，它是被揭露的真相，有照片為證的事實。死亡的徵兆已經出現在我的體內，那些徵兆以黑白方式忠實呈現在我眼前。我立刻想到凱特琳，我想打電話給她，但我不能，我們六個月前就分手了。她在分手後曾經聯絡過我，我那時卻因為仍沉浸在傷心的情緒中而將她拒於門外，還錯誤地認為如果我們是命中注定，未來總有機會可以修復感情，所以我一直在等待對的時機來臨。突如其來的大病逼迫我在分手後第一次放慢腳步、傾聽內心，承認我對她仍有感覺。

然後，我開始算數。只剩下幾星期壽命的我還有時間復合嗎？有時間再去愛嗎？我還有一個特別瘋狂的想法，我現在才知道它反映出我潛意識渴望擁有未來：我們有時間生小孩嗎？

眼淚從我臉上止不住地滑落。

接著，我想到我最好的朋友班。我們從高中第一天起就是情同手足的好朋友，他在任何事情上都支持我，不只會陪我練習跑步或是寫拉丁文作業，也陪我面對各種難關，我幾個星期前換新電腦時也打電話跟他說了我的預感。我試圖整理好情緒，再次打電話給他，但我才剛開口就忍不住大哭。「我上次不是說覺得自己生病了，但是不知道是什麼病嗎？醫生覺得應該是淋巴癌，掃描結果不太妙。」我哭到上氣不接下氣，「我可能活不久了。」

勉強維持的冷靜快速瓦解，我一邊啜泣一邊道歉，對他說我不能當他的伴郎或是他小孩的教父了，那是我們多年前向彼此承諾的兩件事。班只說了他會馬上開車趕過來，他說到做到，開了七小時的夜車趕來醫院找我。

然後我打給我父親和兩個姊姊。很遺憾，這不是他們第一次收到這種消息，所以他們很清楚該怎麼做，他們馬上放下手邊的一切——我父親取消了所有手術和門診，兩個姊姊把店關了——隔天就飛來找我。我只打了這幾通電話，沒有打擾凱特琳，不去思考重逢的可能和兩人的未來。

我的血液數值和症狀持續惡化，診斷卻愈來愈不明確：隔天，新的醫師團隊說他們覺得應該不是淋巴癌，可是也不知道到底是什麼病。當時我的家人就在我身旁，新的報告雖然讓我們鬆了一口氣，可是現在我又回到了充滿不確定的灰色地帶。我超級討厭當病人，我想當控制一切的人，想要找出問題並解決問題，**馬上解決**。

醫師要我再接受一堆檢查，然後決定在我住院四十八小時後讓我出院。醫師請我的家人密切觀察我的狀況，只要狀況一惡化就立刻帶我回醫院。回到公寓後，我睡了整整快二十四個小時，中間偶爾會因為極度口渴而起床狂灌運動飲料，不過完全沒有排尿。我父親、兩個姊姊，還有我的好友班、榮恩和格蘭特都來我家照顧我，大家都很害怕。

隔天早上，我的腿和肚子都腫得很嚴重。我看過肝腎或心臟出問題的病患出現水腫症狀，但沒看過惡化得這麼快的患者。我努力想爬起來，胸口卻好像中彈一樣劇烈疼痛，我呼喚我父親，他馬上送我去急診。心電圖（EKG）顯示出我們已經知道的事實：心臟嚴重異常。醫師和護士匆忙地跑進跑出，對我投與各種藥物，執行各種新檢查，而困在混亂之中的我感受到一股詭異的平靜，像是疊疊樂剛開始搖晃但還沒整座倒塌之前那種奇怪、緩慢的安靜時刻，我暫時還不會死。突然地，一股比之前更劇烈的疼痛感鑽進胸口，我的眼前閃過一道亮光，然後便陷入了昏迷。

過了將近二十四小時我才在加護病房醒來，然而我的左眼什麼都看不見，我瞇著眼，費力將手舉起來揉眼睛，但左眼還是看不到，後來才知道是視網膜出血所造成。眼科醫師來了，開始治療我的眼睛。

但我最需要擔心的不是視力。

現在我幾乎每個攸關生存的身體部位都開始崩潰，每個器官都比眼睛重要。先是肝臟崩潰，接著是腎，然後是骨髓，最後是心臟，醫師以簡潔的MSOF稱呼這種情況，我知道那是「多重器官衰竭」（Multiple Systems Organ Failure）的縮寫，我曾多次在病歷上寫下這四個字母，卻完全不理解那實際上是什麼感受。

我醒來後又接受更多檢查，驗了好多次血，所有發炎反應和免疫活化反應的檢查結果都不正常，也沒人知道到底是什麼原因造成的。很快地，我變得無法站立或坐起來，除了為了抽血或打新的點滴時伸直或彎曲手臂，其他動作對我來說都很困難。我時而清醒，時而昏迷，少數醒著的時刻也不太能夠清晰思考或說話，開口前都要想很久，就算想到要說什麼，話到了嘴邊又不知道怎麼說了。我在清醒時思考著兩件事，一是我到底做了什麼才會受到這種懲罰？上天是因為我做了什麼或是少做了什麼才懲罰我陷入無盡痛苦嗎？我太少禱告了嗎？我太常質疑了嗎？二是我不斷關注身上的紅痣，一直問走進病房的人有沒有觀察到變化，不論進來的是醫師、護士、送餐人員，還是收垃圾的工友。我就是忍不住一直注意紅痣。

我趁血液學臨床研究醫師來探望我時拚命問問題。我雙眼緊閉，勉強將手指向脖子上的紅痣。「這……代表……什麼？」聽說這個問題我已經問了很多次了，那位醫師顯然深感挫折，用哀求的語氣對我說：「大衛，你的肝、腎、心、肺和骨髓都出了問題，我們正在想辦法弄清楚這些重要器官出了什麼問題，別管紅痣了。」

然而我做不到。也許將專注力放在紅痣上能讓我不必思考近在眼前的死亡；也許紅痣夠單純，專心研究它讓我感覺自己也在幫忙診斷。健康出狀況讓我不得不暫時離開醫學界，可是釐清這些紅痣的意義能讓我重新站起來。

不過不是現在。

我在短短兩個星期內變得判若兩人，我被送進醫院時體重九十八公斤，有著超級精壯的運動員身材，然後我的身體增加了約四十一公斤的液體重量，流失超過二十二公斤的肌肉。失靈的肝臟不再製造避免液體從血管流失的關鍵成分，因此液體從血管跑到我的腹部、四肢，還有心肺和肝臟周圍的膜囊中。醫師幫我注射了好幾公升的注射液，試圖讓心臟有足夠的血液能提供給重要器官，但是液體持續從血管流失，變成細胞外液——基本上就是血液中除了血球以外的所有東西，大部分是水和蛋白，都從血管跑出。我的臟器周遭的膜囊腫到超出負荷，我常常痛到尖叫，醫師開給我的高劑量鴉片類止痛藥也沒有幫助，只會讓我的腦袋更糊塗。我甚至出現幻覺，看到長得像泰迪熊的生物在病房的牆上走路——在全身痛如刀割的情況下，那是超級詭異的夢魘。

創傷外科醫師考慮過直接把我的腹腔切開，尋找那些症狀的成因和腹痛的源頭，但因為我的血球值過低，手術風險過高而作罷。幸好我以前打美式足球時就常常受傷骨折，耐痛程度比一般人高，有時可以透過調整呼吸撐過去，而多年來的高強度訓練培養出來的肌肉成為關鍵的蛋白質來源，在免疫系統大肆蹂躪我的身體時讓我不至於被擊垮。我父親將我緊急送回急診室，我又昏迷了二十四小時之後，醫師雖然進行了各種檢查，可是仍然沒有任何進展。病魔愈來愈猖獗，但是無數的檢查，包括骨髓切片檢查（bone marrow biopsy）、正子掃描（PET scan）、磁振造影、腎動脈造影（renal arteriogram）、經頸靜脈肝臟切片（transjugular liver biopsy）等，都未能找出是什麼正在殺死我。

06. 陷入無止盡的黑暗

我有好幾個星期一動也不動地躺在病床上。房間常常沒有開燈。

我的左眼在經過藥物治療後恢復視力，不過脆弱的眼睛仍然很畏光，所以病房的燈總是關著。我常常感到噁心，剛病倒的那幾個星期不管吃什麼就吐什麼；我的意識依然時而清醒、時而模糊。我的大腦也受到病魔攻擊，我能感受到大腦在我陷入昏迷時戛然停止運作；介於清醒和昏迷之間的狀態時，即便是簡單的是非題我都必須想好幾分鐘才能回答。

我能理解我的病因很神祕，但我也逐漸注意到有其他因素讓我很難獲得明確診斷，這是醫師來巡房而我剛好稍微有意識時觀察到的。腎臟科和風濕科醫師覺得是淋巴癌，腫瘤科醫師覺得是感染性疾病，感染科專科醫師認為是風濕相關疾病，重症照護團隊則毫無頭緒。

我的醫學院好友翻遍教科書和醫學期刊，試圖為我找到答案，而醫師一再對我們說「沒人知道」。

另一方面，我的家人很清楚我需要什麼。我爸和兩個姊姊（此時吉娜已經懷孕三個月）一直陪在我身邊，雖然醫師叫他們不要靠近我，以免我感染了某種危險罕見的病毒。我深深相信是家人的鼓勵和陪伴救了我一命。突如其來的怪病讓我毫無防備，剛病倒的前幾個星期，我有好多次已經準備放棄了，健康的人很難理解病人所說的放棄究竟是什麼意思，我現在也不太記得生病時準備向死亡投降究竟代表什麼意義，可是我清楚記得自己也出現過那種念頭。當每一口呼吸都疼痛無比時，感覺死亡就能獲得平靜，不再受苦的念頭就特別誘人。愈是努力想吸到足夠的空氣，刀割般的痛感就愈強烈，於是我的每個呼吸變得緩慢且輕。我想到喬治，想到他和女兒重新建立聯繫之前已經準備放棄，和他一樣，是家人救了我。他們出現家人特有的敏銳直覺，注意到我快要離開了，趕緊為我加油打氣，我記得有人對我說「呼吸」，這樣就夠了，我從恍惚中驚醒，再度開始拚命呼吸。

我的家人也在病房之外為我奔走。我二姊吉娜認真追蹤化驗結果，到處去問不同醫師我可能是得了什麼病；她晚上會花好幾個小時和榮恩跟格蘭特討論化驗結果、可能的病因，還有應該進行什麼檢查。我很高興有人在認真蒐集資料，忙那些事情應該也是她的應對方式。

我大姊麗莎則將精力投注於照顧我的情緒，還有幫忙讓AMF維持正常運作。她刻意不去了解檢查結果代表什麼意義或者我可能會變怎樣，這樣她才不會太激動，才能好好陪著我。我也理解這種做法，認知過度負荷是真實存在的問題，特別是在醫院這種超多情況的環境。

我爸還是老樣子，仍然用他自己的方式面對。我知道他也很痛苦，某方面來說，他在這個環境裡如魚得水——他是骨科醫師，很常面對急需幫助的病人——但他在這個無助的情境中很難受，就跟之前我母親生病時一樣，這次他也幫不上忙。我是他沒辦法治好的病人，他不能挽起袖子幹活，他什麼都不能做，因為沒有人知道我們對抗的到底是什麼疾病。雖然無能為力，他並沒有因此置身事外，而是認真研究自從醫學院畢業後就沒看過的化驗結果，每晚都睡在病房的摺疊椅上陪我，讓我不會孤單一人，甚至哀求加護病房的醫師照顧他的寶貝兒子。我後來才知道他有時會崩潰大哭，不過我的家人從來沒有在病房裡哭過，只會偷偷躲在走廊哭。他們記得七年前我母親動完腦部手術後，我跟他們說不要在她面前哭，因此現在也用同樣的策略對待我。不過從照顧者變成病人讓我學到一個重要教訓：在病人面前哭沒有關係，那不會讓病人壓力更大，而是會讓病人知道有人關心他們。

我和兩個姊姊在母親過世後感情變得更好，不過我和父親卻變得疏離。我每天都將全部精力投注於透過AMF和醫學訓練延續她的精神，他則不願開口提到她或是回憶過去，雖然出發點相同，但我們用不同的策略面對親人的逝去，因此漸行漸遠。雖然我們沒有從前那麼親近，但我病倒後他毫不猶豫立刻趕來照顧我，我們的感情甚至比以前更好了。我的父親後來找到應用他的醫學背景的方式。在我不知情的情況下，一位家族友人給了我父親美國國家衛生研究院[1]某位醫師的手機號碼，我爸不認識那位醫師，也不知道他是做什麼的，但是他沒特別問，直接打電話聯絡了對方。他打給那位醫師不是為了寒暄，而是聽說對方幫得上忙，他想知道他兒子到底出了什麼問題。我父親每天至少打一通電話給那位忙碌的醫師，常常一講就是三十分鐘至四十五分鐘，他會對著電話大喊我的最新近況：「嘿，福奇，我拿到了更多檢查結果，希望聽聽你的看法。」然後他會連

1 編輯註：美國國家衛生研究院（National Institutes of Health），隸屬美國衛生及人類服務部，由二十七個不同的生物醫學學科和研究中心組成，是美國聯邦政府中首要的生物醫學研究機構。

珠砲般念一連串檢查結果和問一堆問題。我後來問我父親常和他講電話的「福奇醫師」到底是誰，但他也不知道，所以我自己上網查……我搜尋到的資料讓我嚇壞了，那位醫師是東尼．佛奇（Tony Fauci）——傳說中的東尼．佛奇醫師，過敏與傳染病研究所（National Institute of Allergy and Infectious Diseases）所長，世界上最受人尊敬的醫師之一。佛奇醫師是總統顧問，曾幫布希總統擬定「愛滋病緊急救援計畫」，並因此獲頒總統自由勳章。[1] 我爸從來不在乎頭銜，現在當然也不在乎，他想盡辦法要為兒子找到答案，即使那代表要一直煩國家衛生研究院的所長之一也無所謂。

大家都面臨艱難的抉擇。在我發生視網膜出血的狀況後，醫師在點滴中添加血栓溶解劑，希望能讓我恢復視力並預防類似的情況再度發生，不過我的其中一條靜脈注射留置針意外脫落，血栓溶解劑阻礙了凝血功能，所以我的血像水龍頭一樣流得滿地都是。當時麗莎剛好在現場，她趕緊跑去叫護士，護士對我進行各種處置——包括更換靜脈注射管線以及調低血栓溶解劑的劑量，而後成功讓我穩定下來。這對麗莎來說是重要的一刻，她平常看到血或針頭會怕到暈倒，每次我要抽血時她都會迴避；既然她這次沒暈倒，她覺得自己進步了，那晚我要抽血時她高高興興地留在病房陪我，不過她顯然高興得太早，因為她在我抽血時直接暈倒在地，迫使「成人快速應變小組」必須去照顧她。看到醫療人員在處理和弟弟無關的事讓吉娜很不高興，麗莎醒來時發現一群醫師和護士圍在她身邊檢查她有沒有事，一旁的吉娜則一直瞪著她。

住院的前幾個星期，班也常來醫院陪我，我趁清醒時向他坦承那些不能和父親或姊姊吐露的希望和恐懼。我們最常聊凱特琳，我們討論是否該聯絡她、是否該讓她來探望我——我不希望我那時的模樣成為她最後一次看到的樣子。我之前一直不跟她好好溝通，在她提分手時什麼話都說不出口；現在我則有好多話想對她說，但我知道自己沒有力氣，腦袋也不夠靈敏，無法好好和她對談。我想跟她說我仍然對她有感情，仍然希望有共同的未來，承認這一點讓我覺得自己很天真，不過我真心那麼想。在不知道未來會如何發展的情況下實在很難跟她談未來，搞不好我根本沒有未來可言。

我病得愈來愈嚴重，再也無法清楚思考凱特琳的事或討論我的健康狀況。我和班改成聊成功活下來的話要做什麼——還有，如果不能活下來的話要先做什麼準備。我們在一些微小但重要的事情上達成共識，光是想著那些就能讓我打起精神。我們說好，如果我成功

1 編輯註：總統自由勳章（Presidential Medal of Freedom），由美國總統一年一度頒發，為美國最高的平民榮譽，針對國家安全或利益、世界和平、文化或其他重要公共或私人事業，做出特別傑出之貢獻之人授予獎章。

活下來，我們要一起開車去大峽谷玩，而且之後每年都要一起去公路旅行。

如果我不能活下來，我需要在還來得及之前和親朋好友道別，「聽說」這件事我們討論了好多次。後來班告訴我，那段痛苦的對話不斷重複，因為那時我的心智和記憶已經嚴重退化。

◆

住院的第二十天，我們開始執行道別計畫。我的病情已經到了最無望的階段，應該不會好轉了。我的思緒一團混亂，大部分的時間大腦都無法運作；我的肺臟、腹部和腿部腫脹到不行；我已經快三個星期沒有自行走路了。我的醫師各種檢查都做過了，卻仍然不知道是什麼病。班聯絡了我的幾位好友，讓他們來見我最後一面。

他們來了。我的九個朋友和麥可叔叔在三天內陸陸續續來探望我，就好像大學生在諮詢時間去教授辦公室問問題，只不過這次在房間裡等待的是一個將死之人：每個朋友都獨自進來，一次待半個小時，很多人都哭了。比較早來的訪客比較幸運，因為隨著時間過去，我的對話能力一天比一天退化。每次道別都是最後的道別。

我知道我的每位好友都願意不惜一切讓我好轉。我依稀記得我的朋友連恩——他身高約兩百公分，之前是喬治城大學的進攻先鋒——說他願意捐肺臟、腎臟或一部分的肝臟給我。我爸這時剛好走進房間，聽到連恩說的話，回應說他的器官應該幫不上忙，因為我的身體無法承受移植手術，然後又開玩笑說反正我的身體也放不下連恩的器官。

其中一位朋友的來訪為我帶來可能是最後一刻純粹無瑕的喜悅。我的朋友法蘭西斯科也是醫學生，他為了擁抱臥床的我而傾身靠近——順帶一提，這原是極佳的醫病互動——他的聽診器直接撞上我的額頭。這沒有什麼大不了，如果你的血管裡有正常的血小板數量，不會造成血流不止。但是，你的體內現在應該有十五萬至四十五萬枚血小板，而當時的我只有不到一萬枚血小板，即使是超小的創傷都有可能讓我出現致命的腦出血。法蘭西斯科和我看著對方，兩人動也不敢動，不知道剛剛那個擁抱是否造成了會馬上殺死我的出血，確定沒問題後，我們都笑了出來。原來幽默沒有想像的那麼遙遠，死亡有時候似乎會吸引和其黑暗本質完全相反的東西。熬過了那麼多難關，我卻差點被我朋友戳死，的確很好笑。

撇開瘀青和創傷的風險不談，法蘭西斯科在的時候剛好有位物理治療師進來，問我要不要練習走路。有位護士在前一天警告我，如果不克服移動的痛楚努力站起來，那我就永遠別想出院了。我本來就不確定有沒有出院的一天，但我還是非常想要努力看看。

光是在病床上坐起來就讓我喘不過氣。距離上次走路已經是快一個月前的事，事實上，這一個月我連站都沒有站起來過，但是有了法蘭西斯科在我身邊——他是我的舉重夥伴，最穩定、最令人安心的幫補手——我從病房走到約八公尺之外的護理站再走回來。一開始我的雙腿不聽使喚，好像忘了怎麼走路一樣，不過肌肉記憶很快就派上用場，可是這次變成心肺功能跟不上我的動作，我才走了五步就喘不過氣了。我中途休息了一下，喝了一些蘋果汁，然後才走回加護病房，回到病房後，我和法蘭西斯科心痛地道別。

三年後，法蘭西斯科因重機車禍癱瘓，從此再也無法走路。他在出車禍前是哈佛醫學院的急救醫學住院醫師，他在事故後展現出驚人的毅力，回到崗位，成為史上第一個坐著輪椅完成急救醫學住院實習的人。他的故事每天都鼓舞著我。

我的朋友格蘭特前來向我道別時未能和其他人一樣假裝若無其事。他後來向我形容我當時看起來有多恐怖：原先充滿肌肉線條的雙腿水腫得不像樣；我全身浮腫不堪，臉卻異常消瘦，上面布滿好幾個星期沒刮的鬍子，因為血小板過少的狀態下刮鬍子太危險了。看他的表情就知道我變得不成人形，看起來糟透了。我已經好幾個星期沒有照鏡子，但現在也不需要照了。

又一個人來看我，是我沒有邀請的人。我其實不想讓她知道我的狀況，但她還是來了，無論我多想隱瞞，消息終究會走漏，尤其大家都是出於善意分享，現代科技又那麼方便。幾天前，有人寄了某個病友親友互助網站的連結給凱特琳的母親派蒂，後來她又收到另一封請她幫大衛．費根博姆代禱的電郵。派蒂希望那只是剛好和我同名同姓的人（雖然擁有這個名字的人不多），因此撥了我的手機號碼，我爸接了電話，解釋了我的狀況，和她直說，我的病情每天持續惡化，而且沒人知道是什麼病。

法蘭西斯科來訪之後的那個下午我醒來了一下，發現我父親在旁邊。他對我說了派蒂的事，關於她收到的電郵還有她的來電。

他說派蒂要來看我，凱特琳也會一起來。她剛從大學畢業，正在紐約的時尚產業工作。

從第一次去急診室開始，我每天都想著凱特琳。我想過再次見到她會是什麼情景，還跟班討論過，對於我和她來說再見一次面是不是對的做法、是不是最好的做法。當時我已經做出決定：我不希望她記得我現在這個樣子。臥病在床的我身體和心智都脆弱不已，連要溝通都有困難，幾乎無法構成任何完整或複雜的想法。

不希望凱特琳看到我這個模樣絕對和照顧我母親的經驗有關，我永遠忘不了她在臨死前因癌症變得衰弱的模樣。我想像凱特琳記得我虛弱無力的模樣，在我離開好幾年甚至幾十年後仍然忘不了那個畫面，就像我母親的病容現在仍深深烙印在我腦海中，但我母親和我都不希望我記得那個畫面。現在的我已經完全不像自己了，我不希望凱特琳記得這個模樣。

我堅守立場，跟姊姊說不希望讓凱特琳來見我。隔天早上，凱特琳和派蒂才剛到醫院大廳就被我大姊和二姊攔下，在那個情境下大家肯定都很難受。凱特琳和派蒂感到崩潰，兩人既困惑又難過，她們說我現在是什麼樣子都沒關係，她們只是想見見我。最後她們不情願地離開醫院，走出去的路上暗自希望我姊會回頭叫喚她們，但我姊沒有，我要求她們不要去。我現在很後悔做出那種決定。

在凱特琳來過醫院而我拒絕和她會面後，在我和親朋好友道別後，我準備好迎接死亡了。那是世界上最糟糕的感覺。事實上，我的身體在那之後又繼續惡化，讓我更接近死亡，但是我後來從未再出現跟那時一樣的念頭，之後再也不會向必然投降。那段日子的記憶就像萬花筒般零碎不堪，那時的我神智十分混亂，不過我記得自己曾經反思人生，思考我留下了什麼成就，我的訃聞會怎麼寫。我盯著窗外看了好久，夢想著原本和凱特琳可以擁有的生活，但我知道自己永遠不會再踏出醫院一步了。我記得自己並沒有因任何做過的事而後悔，但卻因沒有做的事和沒說的話後悔——我還記得那天我向上天禱告。

07. 無預期地康復

在費城的醫院住了四個星期後，我的家人決定用醫療直升機將我轉院到洛利某間我父親待過的醫院。我以為他們把我移到離家比較近的地方是為了方便安排喪葬事宜，但他們其實是為了奪回控制權才把我送到熟悉的醫院，可以由他們認識的醫師來照顧我。

還是沒人知道我得了什麼病。

抵達洛利後，我住進了雷克斯醫院的加護病房，醫院距離卡特芬利體育館不到二公里。那個體育館是北卡羅萊納州狼群隊的主場，我小時候和數千個尖叫的球迷一起在那裡看我的偶像打球，更在那裡種下了打大學美式足球的夢想。小時候的我在那個球場祈禱過好幾次，希望狼群隊能奇蹟逆轉，但是每次都沒能成真，讓我在輸球後忍不住大哭。

雖然這次的賭注不同，但我的心情跟小時候一樣。醫師進行更多檢查、更多處置，可是一點效果都沒有。

我記得我的目光聚焦在床邊的某樣東西上，過了好一會兒，我才發現自己盯著一條電話線看。我的兩個姊姊剛離開病房，我知道現在病房裡沒有其他人，此時的我幾乎已經完全失去思考能力，只剩下簡單的組合式思考：現在這裡沒有別人，我很痛苦，我快死掉了，看我這樣讓我的家人很痛苦，這裡有個東西能結束一切。這個想法讓我感到悲痛，但也讓我鬆了一口氣。我不想死，不過既然難逃一死，不如快點結束一切。在某個宇宙，我接下來把手移動到電話線旁，把它繞在脖子上，閉上雙眼，從此一覺不起，終於從生不如死的情況中解脫——幸好不是這個宇宙。也許這是身體開始復元的第一個徵兆，我沒有真的動手，而是想到我的家人，想到自殺只會讓他們的創傷更深。我一直想著這個念頭，然後就失去意識了。

不知為何，我穩定下來了。我的健康開始好轉，肝臟和腎臟恢復部分功能，肺部和心臟周圍的液體開始消退，因此減輕了疼痛；紅痣變小了；需要輸血補充紅血球和血小板的頻率下降了；噁心和嘔吐症狀減緩，我在生病五個星期後第一次好好吃了一餐。我走路繞了加護病房半圈，然後進步到可以走整整一圈。剛住進賓夕法尼亞醫院時，醫師幫我打了超高劑量的皮質類固醇——加護病房的醫師不知道該怎麼處置病人時就會那麼做。雖然我的狀況沒有在接受類固醇療法後馬上改善，但也許那些藥物在累積治療好幾個星期後終於發揮了效果。我的大腦又逐漸開始運作，病床旁的電話線不過是一條老舊的醫院電話線，是煩人的東西，不合時宜的老古董，僅此而已。

我也終於笑了，可能是繼上次被法蘭西斯科戳了一下之後第一次笑出聲音。某次我練習完走路，回到病房後，一位加護病房醫師進來病房找我。我們對他已經很熟了，我和兩個姊姊都對他印象深刻，因為他常常過來炫耀他讀了哪間大學和醫學院、擁有什麼學位，聽起來很煩，但醫學界這種人不少，我們聽了只會翻白眼。不過這次他炫耀的是別的東西，他用嚴肅的神情看著我，說：「在你繼續走路復健前，我們得先幫你準備⋯⋯那個東西怎麼說？」他停頓，「我上個星期去了義大利，所以大腦還停留在義大利文模式，想不起來英文怎麼說⋯⋯啊⋯⋯橡膠⋯⋯鞋墊⋯⋯」這次他停頓更久了。「噢！**涼鞋**。我們得幫你準備涼鞋以免你的腳起水泡，畢竟你很久沒走路了。」

他對著我二姊咧嘴一笑。真的太驚人了，他想讓身體殘破不堪的病人留下深刻印象，同時和病人的孕婦姊姊調情，還要偷偷炫耀自己常出國。我們在他離開後忍不住笑了出來，能夠再次大笑感覺超棒，而且我得承認，一起嘲笑別人的荒謬行為感覺也超棒。

雖然大部分的時間我都住在加護病房，但我在住院七個星期之後終於出院了。我的狀況好轉了，但仍然不知道我的身體到底出了什麼問題，所能知道的資訊跟生病第一天一樣少。

準備離開醫院時，我問另一位加護病房醫師他覺得差點殺死我的病是什麼（**我知道那裡的醫師會聊我的病例，醫師最愛謎團了**），他回答：「我不知道是什麼原因，但希望它不會再發生。」他消極地用了希望這個字，那讓我心神不寧。

◆

出院後，我很快得知有好幾千人每天為我禱告。聽說遠在千里達的修女為了我的健康禱告（**我大部分的親戚都還住在千里達**）；我的親人、好友和支持者——透過AMF認識的人，對我說他們認真祈求上帝讓我早日康復，我的身體好轉了讓他們很高興。

大家願意為我禱告讓我十分感激，但我對於某些人的評論抱持懷疑態度。有些朋友或家人告訴我一定是禱告救了我一命，怪病是上帝給我的考驗，而我已經通過了考驗，所以不會復發了。看來上帝會記錄總共有多少人為我祈禱並據此做出判斷，而且祂不會考驗第二次。我理解他們想表達的意思，但我回想起母親在手術後第一次照的磁振造影沒有顯示出癌症跡象時我也有過同樣的想法：**現在她自由了，因為她打敗病魔了**。我們繼續禱告。然後我又回想起癌症還是復發了，我們的禱告救不了她。還有人說上帝救我一命是因為我在世界上還有任務要完成，但我知道和我母親或任何一位過世的病患相比，我並沒有更值得活在世上，也沒有比他們更有能力。我努力不去思考那些想法。

我很高興能有別的事情可以想：凱特琳。喪失行為能力好幾個星期讓我終於有時間反思自己多麼在乎她，以及多麼想她。終於出院回家後，我鼓起勇氣打電話給她，試圖解釋為什麼我之前堅持不讓她探望瀕死的我，那段對話讓人很難受——沒辦法見我最後一面讓她很受傷。她說沒關係，她接受我的解釋，她能了解我不想讓她看到並記得我那麼虛弱的樣子。我後來才發現她其實不相信我的說法，以為是我姊姊不讓她見我，我只是在幫她們找藉口。

再次和凱特琳說話讓我感受到比健康更好的感覺：我覺得自己是正常人。雖然談話過程中也有一些尷尬的時刻，但大部分時間都像以前一樣，感覺棒極了。我們避談復合的話題，不過她邀請我去紐約和她一起慶祝萬聖夜，我們只說到這裡——因為我不知道自己的健康狀況是否適合出遠門，不過光是被邀請就讓我心情很好。

不久之後，凱特琳的父母按照之前就規劃好的行程來洛利旅行，他們來我父親家拜訪我，找我一起去散步。他們的來訪讓我很開心，派蒂是我認識的人當中最像我母親的人，她總是以孩子為傲，很有原則又熱心助人（我們一拍即合，她很快就對多年前那場高中籃球賽的球衣事件釋懷），凱特琳的父親伯尼則是很棒的父親也是知名電視台總監，甚至還想辦法撥出時間擔任多個當地慈善機構的董事會成員。我很敬佩他能夠同時身兼多職，而且在每個身分之間獲得平衡。

他們完全沒有因為我不讓凱特琳和派蒂在我重病時見我表現出絲毫不滿，好像看到我氣色那麼好就很高興了。派蒂問我在經歷瀕死經驗後（我們後來都這麼稱呼那段日子）會不會稍微放慢腳步，不再為了擴大AMF規模和成為醫師那麼賣力，我對她說我覺得自己應該會放慢腳步，不會再像以前那樣每天工作那麼久。但伯尼不太相信我的話，他說他的朋友在心臟病發、中風或罹癌後都說會改變生活型態，但是沒有一個人真的做到，他希望我和他們不一樣。顯然，我很快也會加入他們的行列——我這個人就是停不下來。

這不代表我沒有從第一次和死神擦身而過的經驗中學到教訓。可能是因為我病重時有一群關心我的人圍在我病床邊，我開始介意他們認為我是什麼樣的人，還有為什麼他們願意探望我；我清楚意識到，如果我希望我愛的人為我送別後對我留下某種印象，我必須每天都以那種姿態過活。我母親就是這麼做的，大家永遠記得她高貴的品格：大方，充滿智慧，溫暖人心。她不只是心情好的時候才那樣，也不是面臨死亡才變成那個樣子，她人生的每一刻都是以那種姿態活著。

我現在清楚意識到凱特琳和她母親會在醫院大廳被攔下來，是因為我在分手前沒有把她放在第一順位，在分手後沒有努力爭取復合，我因為沒有作為而感到愧疚。重獲新生的我——雖然不知道還能活多久——不想讓人留下「沒空」的印象，即使我覺得讓我忙碌的事物很重要。如果有機會，我希望自己在別人心中是優秀的伴侶，很棒的父親，大方的朋友，治療疾病的人。我發誓要撥出時間陪伴我愛的人，不再等待。

我也要馬上弄清楚我到底生了什麼病。因神祕疾病倒下又因神祕原因「康復」，我對這個結果一點都不滿意，我想要明確的答案。

首先，我要取得這輩子從小到大所有的病歷。這樣做不是出於變態的好奇心，我知道莫名其妙痊癒的怪病很有可能會再度復發，對我來說它只是暫時蟄伏，我必須在它再次開始活動前弄清楚它到底是什麼。我當過病人也當過實習醫師，第二種角色我喜歡多了。

我開始行動。我收到超過三千頁的病歷，根據那些資料重新整理了自己的病史，我開始建構鑑別診斷，也就是列出可能造成我這些症狀或問題的各種診斷。接著，我利用手邊的資料評估每種診斷的可能性，並剔除可能性較低的診斷。幾個月前，我還在醫院實習時常常為病患做這件事，現在我每天花超過十二個小時仔細檢視病歷和各式文件，試圖找出任何可能和我的怪病有關的線索。

我全心專注於處理這件事，不過常常會被一件我很歡迎的事情打斷：上廁所。之前停工兩個月的腎臟和肝臟終於完全恢復了功能，我不斷排尿，排出身體累積的所有液體；我在十四天內排出約十九公斤的液體，腫脹的肚子和雙腿終於逐漸消了下去。我的體重突然掉到七十五公斤，比剛住進賓夕法尼亞醫院時少了約二十三公斤，我自從初中畢業就沒有看過這個數字了，但我接受，感覺太棒了，我的身體透過排尿回歸正常。

然後，我又開始感到疲累。

08. 怪病，帶著名字回來了！

免疫系統驚人的複雜。試圖形容它究竟在做什麼，以及如何做到那些事情時會面臨一個重大挑戰：世界上的形容方式過於貧乏，沒有任何現有的譬喻足以形容它。一般的高中生物課本就遇到了這個難題，很多認真的教科書編寫者試圖用白話的方式形容免疫系統——它是一種警報系統嗎？還是比較像電網？或是急救人員？軍隊？最後一種說法可能最適當，我聽過這個說法無數次：我們的身體就像堡壘，白血球裡有很多種各有所長的士兵，還有會搜尋入侵的病原體和癌細胞的獵人殺手，其他部分不言而喻，會有各種通訊方式，會發生戰爭，會有勝方和敗方。

老實說，軍隊的意象可能有點誇張，不過根據我們目前對於免疫系統的了解，這是滿精確的譬喻方式。

請想想：免疫細胞的表面具有可以偵測某樣東西是敵是友的偵測器，這是整個組織的基本元素，我們對這部分很熟悉。很遺憾，就像競爭激烈的軍備競賽，很多惡性細胞演化出掩飾外來者身分的技巧，有些甚至能模擬健康細胞的外表。當免疫細胞識破這些掩飾手法，成功偵測到敵人，它們會釋放叫作細胞激素（cytokine）的分子，觸發一系列行動：

一、通知其他免疫細胞有敵人入侵。

二、命令特殊殺手免疫細胞進入攻擊模式。

三、吸引其他細胞到適當區域集合。

四、最後一步：決定何時停火。

如果以上任何一種免疫反應出問題，例如細胞發出假警報、特殊殺手細胞鎖定錯誤對象或者細胞沒有收到停火訊號，健康細胞幾乎一定會受到牽連，只要一個地方出現問題就會造成嚴重後果。再請想想，我剛列出的四個步驟其實包含了上千個更小的步驟和連結，牽涉到幾千種基因和幾百種分子之間的相互作用，那些分子必須和特定細胞受體結合才能促使細胞製造更多分子，接著是一連串環環相扣的反應；反方向也是一樣，一連串的觸發因子會告訴細胞應該繼續或停止動作。這些步驟同時在代表數百種特殊功能免疫細胞的幾十億個細胞中進行，說有很多事情同時發生還只是客氣的說法。

而且，這些活動全天候在人體各個地方進行。

只要遺傳密碼或免疫反應出現一個錯誤就可能致命，因為錯誤造成的影響會在擴散到人體各處時出現加乘效果。

軍隊常常會出錯，它們會弄丟補給品、裝備失靈，在最慘的情況下，軍隊甚至可能誤擊自己人。

請想像來自友軍的砲火觸發更多來自友軍的砲火。

然後觸發更多來自友軍的砲火。

然後再觸發更多來自友軍的砲火。

而這一切的前提是，我們已經徹底了解免疫系統每一種交互作用和功能，可是我們其實並沒有。

從雷克斯醫院出院後，我一半的時間住在我父親家，一半時間跟吉娜住，讓他們的負擔不會太重。我很不希望讓照顧我的責任全落在一人身上，雖然我知道他們倆都很樂意每天全天候協助我。

出院三個星期後，那時我住在吉娜家。我整天都覺得特別累，但我沒有特別在意，認為只是因為身體正在復元才會那麼累，和死神擦身而過之後，身體需要一段時間才能恢復到原本的狀態，這很合理。可是準備上床睡覺前，我注意到胸口和手臂上之前隨著身體康復而縮小的紅痣又變大了，在蒼白的皮膚上顯得又紅又紫，更糟的是——出現了新的紅痣。

疲憊感戰勝了逐漸攀升的焦慮感，我睡著了。十四個小時後，吉娜決定叫我起床，不過我還是很疲憊。

然後，準時得可怕，噁心和腹痛又出現了，不久之後我的身體也開始水腫。我乖乖接受抽血檢查，確認我們早已心知肚明的事情——凶猛的怪病又回來了。

出院四星期後，我在二〇一〇年十一月一日再次住進醫院。雷克斯醫院的醫師再次對我注射高劑量皮質類固醇，跟上次一樣，這次看起來也沒有效果，雖然這種療法通常能讓病患比較好受，有時甚至能讓神祕的病況改善。

不過這次有個地方不一樣，這次我的醫師是熟悉的面孔，事實上我曾經想成為他，幾個月前還向他討教過職涯發展的問題，想向他學習——他是我母親的腫瘤科醫師。

和之前那一群醫師相同，他看了檢查結果和症狀後判斷我不是罹患淋巴癌。幾個月前的我會將他的話視為聖旨，但此時的我已經開始出現爭辯的習慣，怪病雖然中斷了我的醫學之路，它卻讓我變得比健康無虞時更率直，也許那就是被迫面對死亡的人會有的心態：已經沒什麼好失去的了。

所以，當那位治療過我母親的腫瘤科醫師說我不是罹患淋巴癌，我反駁說根據一九七〇年代和一九八〇年代的論文，突然冒出一堆紅痣的確可能是惡性腫瘤的徵兆，而惡性腫瘤可能是淋巴癌。我的淋巴結腫大且符合淋巴癌所有的症狀，可是沒有任何醫師為我做唯一一種能確定到底是不是淋巴癌的檢查：淋巴結切片。我像經驗豐富的內科醫師一樣詳細解釋為什麼我認為應該做切片檢查，他卻把我當菜鳥實習醫師對待。

「你好好當病人，醫生我來當就好。」他嚴肅地說，語氣有點兇，雖然他也沒說錯。

我被罵了。通常我在這種情況下不會繼續堅持，特別是面對我那麼景仰的人，但是我不禁生起悶氣，心想：**我已經當病人十一個星期了，還是沒有人弄得清楚我到底得了什麼病。**剛病倒時沒人知道是什麼情況已經很難受了，這次復發還是沒有答案，我實在無法接受。

「那不然是什麼病？」我差點用吼的。

「不知道，但我敢打賭不是淋巴癌，是的話我就把鞋子吃了。」

我的家人也很挫折，過去好幾個星期以來我們一直乖乖聽從醫師的指示，卻沒有看到任何效果，大家都同意我不是罹患淋巴癌——雖然沒有人進行可以完全排除淋巴癌的檢查。醫師應該是想用消去法先排除幾種可能，但在沒有進行切片檢查的情況下並不能完全排除淋巴癌的可能性。我不知道自己能不能等到逐步排除所有可能的那一天，血液檢查顯示我的肝臟、腎臟和骨髓又開始失靈了。

上次應該救了我的皮質類固醇這次還是沒有發揮效果，又做了好幾個檢查但仍無定論後，醫師終於同意讓我做淋巴結切片。我鬆了一口氣，不是因為我堅信自己得了淋巴癌，只是根據我做的鑑別診斷，那是可能性最高的病因。我受夠了猜想和臆測，我想要明確的證據，想看到結果；我受夠了無條件信任醫師的判斷，希望他們能找到答案。身為醫學生及醫師的兒子，我知道醫師並非永無過失也不是什麼都懂，差得遠了。

星期五早上，檢查結果傳真過來了。我的醫師剛好不在。

專科護理師進來我的病房向我通知結果，檢查結果就拿在她手上，當時剛好是我住院快三個月以來第一次獨自在病房。我看過別人捎來好消息，也看過別人捎來壞消息，有些人很會控制表情，有些人不會，她屬於後者，看表情就知道她很開心。

「好消息，不是淋巴癌！你得了……」她照著傳真上的內容念：「你得了人類疱疹病毒第八型（HHV-8）感染的自發性多發性卡索曼氏症（idiopathic multicentric Castleman disease）。我沒聽過這種病，所以無法回答任何問題，不過不是淋巴癌！醫師下星期回來後會再告訴你更多細節。」她對我笑了一下，走出病房。

我的腫瘤科醫師不需要吃鞋了，真的不是淋巴癌。更棒的是，現在我對抗的不是某種神祕怪病，它有名字，我依稀記得在醫學院的免疫學課程聽過這個病名，那代表這種病有歷史、臨床試驗還有治療方式……想到能知道它是什麼就讓我很興奮。

我做了任何人都會做的事，立刻用我的蘋果手機上網搜尋了那種病。

我打開維基百科條目後一直往下滑，直到找到實際數據的部分，這種病的條目只引述了一份一九九六年的論文：自發性多發性卡索曼氏症患者確診後的平均剩餘壽命是一年，八名患者中只有一人會活超過兩年；患者會因多重器官衰竭死亡。這些數字代表這種病其實比淋巴癌嚴重很多，而我們之前一直以為淋巴癌就是最糟的情況。那一刻真的很驚人，我的心徹底受到衝擊。之前我近乎病態地堅持要做淋巴結切片是因為我覺得如果不是淋巴癌，雖然得承認我錯了，至少那是好事。我以為我錯了一定會很開心，壓根沒想到可能會有更糟的結果，我被敵人從邊線進攻了。

我一個人在病房失控大哭。這是第二次我突然同時理解兩件事：我要死了，我和凱特琳永遠不會有未來。

後來我才知道，除了存活率以外，當時人們對於自發性多發性卡索曼氏症的了解是：出於某種不明原因，腫大的淋巴結會製造某些介質使重要器官衰竭，進而導致患者死亡。回到之前說的軍隊譬喻，這不是友軍的砲火引來更多友軍的砲火，這是軍隊向著他們應該負責守護的各大重要城市丟核彈。在父親和姊姊回到病房後，我向他們解釋這些資訊，而我的祖父母和阿姨們幾天後從千里達趕來美國陪我。我們努力保持樂觀，至少現在我們知道要詛咒什麼病，大部分的時間我們都在哭泣和禱告。

過去好幾個星期我一直想要揭開敵人的真面目，這樣才能好好打量它，擬定作戰計畫，狠狠反擊。可是除了病名以外，對於對手我們幾乎什麼都不知道，必須找到有相關經驗和必要工具的醫師我才有機會活下去。

很快地，我們找到杜克醫院有一位對這種病「有一些經驗」的醫師，因此轉院到杜克醫院的血液腫瘤科病房。在那裡，我又看到「杜克為您帶來希望」的標誌，這次和七年前等待母親完成腦部手術那時不同，那句標語沒有那麼令人安心了。每天都有五到八名正式醫師和受訓醫師過來討論我的病情和觀察我的狀況，新的醫師團隊同意皮質類固醇沒有效，下一步是嘗試用化療藥物進行治療。他們坦白對我們說他們的經驗很少，聽說「有一些經驗」的那位醫師其實只治療過「幾位」卡索曼氏症患者，而且都不是我這種亞型的。我覺得自己像是白老鼠，我的家人很快便開始不耐煩，因為接受化療後感覺還是一點改善都沒有，我的病情仍然持續惡化，不過醫師團隊並沒有改變做法——他們不知道還能做什麼。

醫師想確保我至少有好好攝取營養，因為我每次吃東西都會吐，所以醫療團隊決定用鼻胃管灌食。每次胃管堵住時（這種情況並不罕見）醫護人員都會將管子抽出來再放一條新的進去，我不知道哪個比較糟，不管抽還是放都很折磨人。我還是醫學生時常幫病人放鼻胃管，可是我從未注意到病人有多痛苦、那個味道有多噁心。此時，我靈光一閃：也許應該規定每位醫師在就學時期都必須當這些醫療程序的練習對象，這樣醫師才能體會病人的感受。

在杜克醫院，我的病情惡化，再惡化，又惡化，然後直接墜入谷底。我再次經歷多重器官衰竭，再次感受到器官同時失靈帶來的全身痛楚。我躺在病床上，身體各個部位逐漸充滿液體，器官接連停止運作，意識就像老舊電視機的訊號一樣時有時無。我的記憶再次出現裂痕，變得破碎不堪。「不管面對什麼都能忍受一天。」我好像對吉娜這麼說。

當時的我命懸一線，肝腎衰竭導致血液累積過多毒素讓我陷入昏迷，有好幾天、甚至好幾週，我的大腦完全無法形成記憶。有時我寧願完全不記得，畢竟有些記憶對於之後活下去沒有什麼幫助，例如我記得家人請神父過來，不是為了探望我，而是為我主持臨終儀式。我不記得他把手放在我身上，也不記得他為我行傅油禮，[1] 但我記得當時很暗，我很害怕會死掉。

凱特琳再次前來探望我，這次她飛到北卡羅萊納州。雖然我最近才頓悟應該把我愛的人放在第一位，但我還是沒做好見她的心理準備。我在那兩個星期中只說過幾句有條理的句子，其中一句就是和姊姊說「我不希望讓凱特琳來看我」，我不想讓她記得我這個模樣。麗莎傳訊息給凱特琳，告訴她現在不方便，但是沒有跟她說我每天都在惡化，已經病入膏肓。凱特琳一邊拜訪住在洛利的朋友打發時間，一邊等著我們通知她什麼時候可以來醫院——她完全不知道我病得多重，也不知道我隨時可能撒手人寰——最後，她沒看到我就必須飛回紐約了，再次心碎地離去。直到今天我都還是很後悔自己竟然二度拒絕了她。

1 編輯註：傅油禮是司鐸在病人額上和雙手上塗抹已祝聖的油，同時神父念規定的經文，求賜此聖事的特別恩寵。

神父已經為我傅油祝禱，送我上路。然後，化療終於發生效果，化學藥物讓我暫時勉強活著，再晚一點點就太遲了。從第一次住院算起，過了整整十一個星期我才被診斷為自發性多發性卡索曼氏症並且首度接受化學治療，如果花了十一個星期又一天，我應該就不會活下來，雖然當時也不過是苟延殘喘。

我在三個月內兩度與死神擦身而過，且未來很有可能會再經歷一次。我知道俄羅斯輪盤玩到後面幾輪機率會如何變化，所以我在恢復意識後並沒有心情慶祝。我無法接受這樣活著，無法接受一再陷入病危狀態，無法接受病危對家人造成的影響和逼迫我對凱特琳所做的事。我受夠了一無所知，受夠了希望醫師能僥倖成功，受夠了逼迫家人做好讓我死去的準備，也受夠了為了不讓此生摯愛看到我意識糊塗、水腫的恐怖模樣而將她拒於門外。從那一刻起，我要在身體允許範圍內主導我的人生，我要挺身對抗簡稱iMCD的自發性多發性卡索曼氏症，將它視為我的敵手。我的戰略之後會隨著時間改變，不過我的目標自始至終都很明確。

在實際行動之前，我努力擠出開心的表情，在醫院慢慢休養。事實上我的確很開心，對於能夠活下來我很感激，也超級專注於接下來的任務，不想浪費任何時間自憐或傷心，一秒都不想。此時是十一月下旬，我父親煮了感恩節大餐帶來醫院，已經拿掉鼻胃管的我和父親、大姊、二姊和幾個家族友人一起吃大餐，那是我幾個星期以來第一次吃像樣的食物，那個下午我覺得自己像是個正常人。

用餐過後，我和兩個姊姊一起用 YouTube 看電影《芭樂特》[1]和綜藝節目《週六夜現場》[2]的影片，一起大笑，一起閒聊。

隔天早上，我在病房內開工。

---

1 編輯註：《芭樂特》（*Borat*），二〇〇六年上映的喜劇電影，電影副標為「哈薩克青年必修（理）美國文化」（Cultural Learnings of America for Make Benefit Glorious Nation of Kazakhstan），該片以偽紀錄片的形式，講述了哈薩克記者芭樂特在美國的旅行故事。

2 編輯註：《週六夜現場》（*Saturday Night Live*），一九七五年十月開播，是美國電視史上最長壽的綜藝節目之一，在每週六深夜播出。每週都有不同的客座主持人與音樂來賓加入演出。

09. 救命恩人

最新資訊（UpToDate）實證醫學資料庫是醫師最常用來蒐集和取得最新資訊的線上資料庫，資訊包括疾病介紹和治療方式。這個資料庫很受大家信賴，因為它是由醫師專門為醫師所打造，而且上面都是最新資訊，所以才會取這個名字（至少理論上是）。我在讀醫學院時就常常用這個資料庫查資料。

卡索曼氏症的條目寫著我罹患的這種亞型（自發性多發性）史上僅出現過四例，其中只有一例仍然活著，這事實令我震驚。我和一位杜克醫院的住院醫師當時誤以為這代表我是史上第五例，很難想像會有任何人為了患者數量這麼少的罕見疾病研發出有效藥物，甚至可能會有人主張在研究資源有限的情況下為發生率這麼低的疾病研發藥物很不負責任，雖然我當然不介意。就像船難倖存者搭建木筏那般急迫，我們瘋狂搜尋是否還有更多自發性多發性卡索曼氏症的病患，後來我們找到有一個臨床試驗最近招募到超過七十五位自發性多發性亞型的卡索曼氏症患者，在公共醫療（PubMed）醫學資料庫上稍作搜尋後也找到數百份這種亞型的臨床案例報告，所以最新資訊資料庫的內容，事實上並不是最新資訊。

現在我是最新資訊資料庫卡索曼氏症條目的撰寫者，我能肯定地告訴你現在上面的內容是最新資訊。我們現在知道美國每年約有六千至七千人被診斷出卡索曼氏症，意思是這種病跟漸凍人症（ALS）一樣普遍。其中約有一千人罹患和我一樣的亞型，iMCD。iMCD的患者平均壽命為七年，因此可推估目前美國還活著的患者約有七千名，不是一名。

那時候光是知道有進行中的臨床試驗就足以讓人安心，那代表這種疾病雖然罕見但還是有人關注，也代表我必須離開杜克醫院的血液腫瘤科病房，去找這種疾病的專家。世界上總會有了解這種病的專家，不論他離我多遠我都願意去。這種疾病常常會引起聰明絕頂的人的好奇心，吸引他們去研究那些複雜、冷門的謎團，我很快就會夢想加入這種團隊。

在網路上認真搜尋後，我和吉娜果然找到了想找的人：有一位叫作弗利茲・李（Dr. Frits van Rhee）的醫師，他是一名教授，擁有醫學和博士學位，曾獲得多個知名國際機構的傑出學者研究補助。他的多發性骨髓瘤（multiple myeloma）研究獲得美國國家衛生研究院的高額補助（在研究界這是至高無上的榮耀），是公認的卡索曼氏症權威；他目前於阿肯色大學醫學院（University of Arkansas for Medical Sciences，位於阿肯色州小石城）任職。

我寫信問李醫師等我身體好到能從杜克醫院出院，是否能去小石城找他。我很高興能直接聯絡大師，和他聯絡的過程讓我深刻感受到這件事有多重要，感覺就像在向最高法院上訴。他是想殺死我的疾病的公認權威，我不敢想像他也沒有答案的可能性。

李醫師馬上回信說他很樂意和我見面，我決定將他的迅速回應視為好兆頭，他那麼忙碌卻能立刻回覆，他肯定不是普通人。

我和李醫師約好在十二月二十六日見面，在那之前需要先做正子掃描、骨髓切片檢查和血液檢查。我在杜克醫院待了一個月，經歷過臨終儀式和化學治療，我感覺一點都不好，血液檢查結果也很糟糕，在前往小石城盡量了解卡索曼氏症之前，我只有三個星期能養精蓄銳。我的故事不再有寓言故事般的神祕苦難，我不再是英雄冒險故事中被某種未知力量束縛的主角，從這個意義上來說，故事中的我已經度過難關，現在這個故事是推理小說，我需要找出深埋體內的定時炸彈並拆除它。

在那之前我得先添購新衣服。腹水讓我的肚子比懷孕七個月的姊姊還要大，發病前的衣服都穿不下了。我可不願意穿著病人袍出門，我還是得保有一些自尊，所以姊姊幫我買了幾套沒有品牌標誌的3XL特大號衣服——我看起來就像穿著囚服的黑手黨老大。

我也需要嘗試和某人重修舊好。一回到我爸的家，我就立刻打給凱特琳，跟上次一樣，我解釋為什麼之前不願意見她，也跟上次一樣，她接受了我的說詞，不過我後來才知道，跟之前一樣，她認為其實是我姊姊想保護我才不讓她見我。我們倆都有很多情緒和念頭，可是都沒有說出口，我們都因為過去幾個月的沉浮波折累壞了。她透露到了醫院卻不能見我的那幾次有什麼感受，我能感覺到我們在對話過程中變得更親近了，一開始緊繃的氣氛散去，以前我們交往時那種純粹的喜悅又出現了。不過我努力不要對我們的關係有太多期待，誰知道明天我的怪病會有什麼發展？我努力享受當下：能夠清醒地和我心愛的女人講電話。

10. 奇蹟藥物出現了

一九五四年，一名來自麻薩諸塞州的病理學家用顯微鏡觀察到十名出現類似症狀的患者淋巴結出現相同的異常。那位學者是班傑明・卡索曼（Benjamin Castleman），後來這種複雜的疾病便以他的姓氏命名，不過病名單純的地方僅止於此。

我罹患的這種病有多複雜從病名就可以看出端倪：iMCD中的i意指「自發性」（idiopathic），基本上意思就是沒人知道是什麼原因造成的。

我被診斷出iMCD時，醫學界只知道這種病的關鍵和由免疫細胞分泌、負責啟動和協調免疫反應的細胞激素有關。更準確來說，是其中一種細胞激素：白細胞介素-6（interleukin-6，IL-6），每個人的身體都會製造並分泌IL-6，你的身體現在應該也正在分泌IL-6。這種細胞激素能協助人體對抗感染和癌症，可是iMCD患者的身體會不斷分泌IL-6——意味瘋狂誤傷友軍，造成類流感症狀並對肝、腎、心、肺和骨髓造成致命干擾。為什麼IL-6一開始會過度製造？這一點我們並不清楚，也許是被病毒等特別討厭的外來物誘發，或者是因為出現癌細胞；也許誘導因子是內源性的，是免疫細胞的遺傳密碼先天或後天出現突變。沒人知道造成這種病的原因到底是什麼，連iMCD究竟是免疫疾病、癌症還是病毒引起的疾病都不知道，這種病難以界定，它表現得像是淋巴癌和免疫疾病紅斑性狼瘡的綜合體。

我也發現不是所有卡索曼氏症的案例都相同，和其他癌症一樣，不同亞型之間的差異極大。我罹患的亞型病名的第一個詞是「自發性」，第二個詞則是「多發性」，因為患者會在多處出現腫大的淋巴結，如同卡索曼醫師當初在顯微鏡下觀察到的。淋巴結是免疫細胞接收命令的總部，負責告訴細胞要對抗誰、怎麼攻擊，還有如何避免在過程中誤傷健康細胞。不同種類的免疫細胞需要前往淋巴結中的特定地點才能發送和接收正確的訊息，這個過程極為複雜，隨時在每個人的體內進行，然而，卡索曼氏症患者的淋巴結血管會到處亂長，跑到不該去的地方，免疫細胞的散布方式也不正常，因此細胞可能會跑錯地方，接收錯誤訊息，進而對身體展開攻擊。

卡索曼氏症還有三種亞型，在顯微鏡底下也會出現這種怪異外觀。第一種亞型是局部型卡索曼氏症（unicentric Castleman disease，UCD），這個亞型的症狀比iMCD輕微，僅有單一區域的淋巴結出現腫大現象，通常切除受影響的淋巴結即可痊癒。另一個亞型是POEMS[1]症候群相關多發性卡索曼氏症（POEMS-associated MCD），少量癌細胞導致患者出現和iMCD一樣的症狀和異常數值，消滅癌細胞即可痊癒。最後一種亞型是人類疱疹病毒第八型相關多發性卡索曼氏症（HHV-8-associated MCD），這個亞型的症候群也和iMCD幾乎一模一樣，不過它的病因是不受控制的人類疱疹病毒第八型感染。這個亞型有很多相關研究，在釐清成因和關鍵免疫細胞類型之前，這個亞型的預後[2]比iMCD更糟，然而，在釐清成因和機轉之後，科學家成功開發出有效療法，大幅提升患者的長期存活率。我劃下重點：我罹患的疾病並不是無懈可擊，只要弄清楚背後的機轉就有可能打敗它。

雖然這個洞察提振了我的士氣，但我看存活率相關資料時還是很痛苦。和多重器官衰竭相同，雖然理論上我在讀醫學院時就弄懂了存活率，但現在它對我而言有私密的、全新的意義。約百分之三十五的iMCD患者會在罹病五年內死亡，這個存活率和所有癌症的平均存活率一樣，比淋巴癌、膀胱癌、乳癌、多發性硬化症（multiple sclerosis）和攝護腺癌差；大約百分之六十的ｉＭＣＤ患者會在罹病的十年內死亡。不像前面提到的那些恐怖疾病，ｉＭＣＤ並沒有好發於哪個特定年齡層，也有很多兒童和年輕人罹患這種病。

每篇論文我都仔細看了好幾次，試圖從中找到這種病的成因、免疫細胞類型或主要涉及的細胞訊息傳遞路徑。距離卡索曼醫師寫出第一份案例報告已經過了五十五年，仍然沒人知道這種病的成因、關鍵細胞類型或細胞訊息傳遞路徑，唯一的進展是我們透過針對幾位ｉＭＣＤ患者進行的幾項研究發現他們體內的ＩＬ-6激增。可是醫學有個問題，那就是：你只能看到你正在找的東西。在數百種已知細胞激素中，那些研究只測量了其中幾種，ＩＬ-6就是其中之一，實際上可能有其他關鍵細胞激素存在，只是還沒有測量過所以我們不知情。儘管如此，有種叫作托珠單抗（tocilizumab）的藥物能阻斷ＩＬ-6的受體，日本經研究證實那種藥物對部分患者能發揮作用後，核准將托珠單抗用於治療ｉＭＣＤ。不過由於那種藥物一直沒有達到美國食品藥物管理局（ＦＤＡ）要求的有效性、

1 譯註：POEMS是五種表現的縮寫，分別為周邊性神經病變（Peripheral neuropathy）、器官腫大（Organomegaly）、內分泌異常（Endocrinopathy）、單株免疫球蛋白（M-protein）、皮膚變化（Skin change）。

2 編輯註：預後（Prognosis），醫學名詞，指根據病人當前狀況來推估未來經過治療後可能的結果。

安全性和研究設計嚴謹度，因此並未獲得美國核准。雖說如此，美國食品藥物管理局後來核准了將那種藥物用於治療類風濕性關節炎（rheumatoid arthritis），所以如果我在杜克醫院的主治醫師想要用它，只要保險公司同意，他們就能試試看那種藥物，問題是他們並不知道它的存在。

那時的我才剛開始了解卡索曼氏症的相關資訊，我也不知道有日本醫師用托珠單抗治療iMCD。我只知道卡索曼氏症是複雜難解卻又迷人至極的疾病，撇開它帶來的苦難不談，根據人類對它有限的了解，它真的很厲害，某方面來說，免疫系統竟然能攻擊自己的器官真的很酷。

在我為了自救努力了解iMCD的同時，研究人員正在利用iMCD研究中關於細胞激素的發現對抗癌症，這是醫學界的開創性成就之一：我們向威脅健康的疾病學習，毫不羞恥地以其人之道還治其人之身。

以癌症來說，我們的目標是希望能夠謹慎地將免疫系統的砲火對準癌細胞（而且只對準癌細胞）。這樣做當然有風險，啟用這麼強大的武器並指向「錯的」方向代表患者常常會在身體好轉前先惡化。過去二十年中，我在賓夕法尼亞大學和其他地方的同事成功改造特別殺手免疫細胞T細胞（T cell），讓它能鎖定並殺死細胞表面表現出特定標記的癌細胞。他們先從患者身上取得T細胞，然後利用人類免疫缺乏病毒（HIV）的某些元素，將遺傳物質嵌入T細胞；接著將改造過的細胞——也就是嵌合抗原受體T細胞（chimeric antigen receptor-T cell），簡稱CAR-T細胞——重新輸回患者體內，然後那些細胞會大開殺戒，釋放細胞激素並啟動免疫反應，摧毀擁有特定細胞特徵的癌細胞。不意外地，接受CAR-T療法的患者通常健康會快速惡化，事實上，第一個接受CAR-T療法的病人差點死在加護病房，她出現各種幾乎和iMCD一模一樣的症狀：器官停止運作，免疫系統過度反應，IL-6指數爆表。她的醫師決定投與托珠單抗，即日本醫師原先為了治療iMCD而開發的那個IL-6阻斷劑。

托珠單抗發揮了作用。若是托珠單抗沒有救了那位患者，CAR-T細胞研究計畫可能會整個告吹。今日CAR-T療法已獲得美國食品藥物管理局核准，用於治療多種白血病和淋巴癌，也是大家最看好能治療其他癌症的療法。

一般民眾可能會覺得常常有各種所謂的奇蹟藥物出現，認為醫療界幾乎對於每種病痛都有辦法，會有這種認知主要是因為媒體只會報導醫療上的「突破」，頭條新聞不會出現「今日十萬個實驗並無出現任何突破」。很多人以為這些「奇蹟」會從天而降，那絕對不是事實，托珠單抗就是很好的例子。吉崎和幸醫師（Dr. Kazuyuki Yoshizaki）是第一個發現

iMCD患者IL-6指數上升的人，為了治療iMCD，他在一九九〇年代至二〇〇〇年代之間，花了十多年研發出托珠單抗。透過實驗性臨床試驗將這種藥注射至患者體內之前，為了證明藥物很安全，他先在自己身上實驗。我問起這件事時，他大笑，指著手臂說：「沒有沒有，我沒有幫自己注射，是護士幫我注射的。」

吉崎醫師不是第一個在自己身上做實驗的醫療研究員，也不會是最後一個，事實上，過去有十二座諾貝爾獎的受獎人是進行自體實驗的科學家。沃納．福斯曼醫師（Dr. Werner Forssmann）是心導管研究的開創者，他將導管插入自己的手臂靜脈，成功將導管送到心臟位置；貝瑞．馬歇爾醫師（Dr. Barry Marshall）透過喝下充滿某種細菌的湯證明它是胃潰瘍的成因，後來因為那項研究獲頒諾貝爾獎，徹底改變了胃潰瘍的治癒方式。

吉崎醫師的範例，無論是身為科學家或是受試者，對於之後的我將有重大意義。

搜尋卡索曼氏症的資訊時，感覺某部分的我再次浮現，那是我初次拖著病體去急診時被迫放下的自我——我覺得自己又像個醫生了，不過這個身分的某些部分讓我覺得沒以前那麼自在。**身為醫師**，醫學訓練要我將疾病視為符合診斷工具的症狀和病徵的總和；醫學院和醫院訓練我們處理能處理的部分，而且只處理那些部分。這個做法雖然也沒錯，但在我自己變成病人之後，我突然覺得這種窘迫的策略有很明顯的缺點。我開始理解知名作家蘇珊・桑塔格說的，每個人一出生就擁有雙重國籍，總有一天要在疾病之國待上一段時間。[1]我的疾病不只是各種症狀的總和，它成為我和世界的關係，和周遭之人的關係。

我在北卡羅萊納州的某一天就是疾病之國的國民。那是我們預計前往阿肯色州的七天前，大姊麗莎很有耐心地帶我去購物中心練習走路，那裡沒有其他「走路的人」，只擠滿了採買耶誕禮物的顧客。會去練習走路，是因為我在幾個星期前從杜克醫院出院，近來狀況很好，想要繼續提升體能。我穿著新買的3XL特大號灰色運動套裝，試圖掩蓋仍有五公升液體未排除而漲大的肚子；我的腳腫到穿不下任何鞋子，只好穿醫院襪子配魔鬼氈鞋帶調到最鬆的愛迪達涼鞋。

我看起來像是剛從拉契特護士[2]手中逃出生天，但我不在乎，我感覺棒極了。

經過轉角時，我跟一個看起來和我同齡的女人對到眼，我對她微笑，以為她會回以微笑——如果你沒去過美國南方，我只能說大家常說的那句話是真的：大家都會以微笑回應。但是這個女人不僅沒有對我微笑，還露出了極為反感的表情，麗莎目睹了這一切，我

1 編輯註：這句話來自其著作《疾病的隱喻》（*Illness as Metaphor*）。

2 譯註：拉契特護士（Nurse Ratched），電影《飛越杜鵑窩》中的反派角色，運用藥物和手術控制精神病患作息與生活飲食等各種自由。

們忍不住笑出聲。在那短暫的一刻，我忘了我在疾病之國……大笑的感覺真好。看來我的外貌已經不是以前那頭野獸，比較像被野獸襲擊的倒楣傢伙。

◆

我和家人共度耶誕節，感覺這一年是我媽過世之後最特別的一年，可是我還是忍不住一直想著我真正想要的耶誕禮物：請李醫師讓我恢復健康。

隔天，抵達小石城後，我們坐上機場巴士，對司機說我們要去阿肯色大學醫學院。司機問：「是為了治療卡索曼氏症嗎？」

我很震驚地回：「是。」

「我就覺得你看起來像是卡索曼氏症患者。」

頂尖醫學中心的醫師花了十一個星期才弄清楚我罹患的是卡索曼氏症，但是巴士司機只看了我一眼就知道了。

「嗯，你們來對地方了，李醫師專門治療來自世界各地的卡索曼氏症患者。」

這句話讓人感到安心，這是我第一次去一個這種病很正常的地方。

到飯店櫃檯報到以及走進診所時又發生同樣的情況，我們遇見的每個人好像都知道卡索曼氏症是什麼。我才剛從一間頂尖醫學中心出院，那裡的專科醫師完全沒聽過卡索曼氏症，世界上最頂尖的醫學資料庫則錯誤地表示我罹患的亞型只有一位患者還在世上。我現在可以肯定地說那不是事實，光是那個早上就有好幾位iMCD患者等著見李醫師。我終於來到了對的地方。

我有備而來。就像所有具強迫傾向的人一樣，我將初步鑑別診斷和過去幾個月所有出現過的症狀和檢驗結果整理成簡報。那份簡報最後超過一百頁，我拿出來時很擔心李醫師會覺得不耐煩，因為我只是個病人和醫學生，卻想班門弄斧，但他完全沒有一絲不耐，花了三個小時和我們一起檢視資料並擬出詳細的治療計畫。我們聊天時發現，除了卡索曼氏症之外，我們還有一個共同之處：他的太太也來自千里達，而且和我媽在同一個社區長大。我們懷念起那個島嶼的美好，聊了最喜歡的千里達美食，還有最愛的海灘。

共通的文化背景讓人感到安心，不過最振奮人心的是他提出的治療計畫代表了全人類對於這種病的知識總和，治療計畫超棒，李醫師也超棒。他告訴我們有間藥廠正在研究利用直接阻斷IL-6的司妥昔單抗（siltuximab）治療iMCD，」而且該研究已經進入第二期臨床試驗，是史上第一個iMCD的第二期隨機對照臨床試驗。如果試驗成功，美國食品藥物管理局應該會核准將司妥昔單抗用於治療iMCD，而初步的研究報告看起來很有希望成功。我驚訝地發現，臨床試驗的報名處就在距離杜克醫院十五分鐘路程的北卡羅萊納大學，但我在杜克醫院瀕臨死亡時，醫療團隊和我都不知道有這個臨床試驗的存在。我在首次出現症狀和復發時IL-6濃度都沒有上升，不過李醫師解釋，根據我們對iMCD的了解，我的IL-6濃度一定上升了——那是iMCD的關鍵要素，然後他繼續說道，目前的IL-6檢測方式準確度不是很高，所以我的檢測結果應該是假性偏低。我們的計畫是讓我回到北卡羅萊納州報名那項司妥昔單抗臨床試驗，那是當時唯一正在進行臨床試驗的iMCD試驗藥物，它會直接鎖定這種疾病的關鍵因子。我終於得到我一直期盼著的：專業，計畫，行動。我欣喜若狂。

看完診後，李醫師陪我走出診療室，帶我去見一名和我年紀相仿的iMCD患者，他也因為病危在加護病房待了好幾個月，後來復發時差點死亡。他經歷多次中風，切除了一大段結腸，不過在接受李醫師推薦給我的那種試驗藥物治療後，現在身體幾乎完全恢復正常了。他讓我看到我的未來可以是什麼模樣，讓我比過去幾個月抱持更高的希望。我要回家了，但這次我全副武裝，不再只有被動的希望。

至少原本的計畫是這樣。隔天，我們坐計程車前往機場，坐在車上的時候，我意識到自己又復發了。過去這幾天，我的疲勞和噁心愈來愈嚴重，可是我忙著見李醫師，又終於有了治療計畫，因此一直不願把線索聯想在一起，可是現在突然想逃避都逃不了。到了機場，為了證實預感，我上網站查詢在李醫師診所做的血液檢查結果，結果無庸置疑，我的身體和血液說明了一切。

第三回合開始了。

我們離開航廈，又坐上計程車，再次回到醫院。我既失望又害怕，但我心想，至少這次我在卡索曼氏症的聖地。

李醫師立刻讓我住院，並投與在雷克斯醫院曾救了我一命的皮質類固醇，不過這次劑量更高；他也投與在杜克醫院救了我的化學治療藥物，這次的劑量是上次的兩倍。

沒過幾天我們就發現，那些藥物這次沒有幫助，卡索曼氏症正在大肆蹂躪我的身體。

---

1 作者註：托珠單抗和司妥昔單抗都能抑制 IL-6 訊號路徑。托珠單抗會阻斷 IL-6 受體使其無法與 IL-6 結合；司妥昔單抗會直接和 IL-6 結合，使其無法和 IL-6 受體結合。

我因為腎臟衰竭開始做血液透析；醫療人員每天為我多次輸注血液、血小板和白蛋白；他們從我的腹部抽出六到七公升的腹水，一星期抽好幾次。我的身體變成聚集地，大家在我身上來來去去，拿取和給予，停止和開始，還有衰敗。

李醫師原本要我報名的臨床試驗要求患者在試驗開始前八週不能接受過任何治療，這樣才能確定患者的所有改善來自司妥昔單抗。李醫師和我都知道我無法撐那麼久不接受治療，所以李醫師向美國食品藥物管理局和製藥公司申請緊急「恩慈專案」（emergency compassionate use），讓無法正式加入臨床試驗的我還是能接受那種試驗藥品治療。考慮到我病得那麼嚴重而且別無選擇，他們核准了我的申請。

我施打了第一劑司妥昔單抗，然後開始盼望。進行輸注時，臨床試驗協調員對我和我父親說，她看過患者在一、兩天內狀況大幅改善，她跟護士向我們解釋，如果我的ＩＬ－６濃度在注射司妥昔單抗後飆高，那就代表藥品對我會有效。

兩天過去了，我的狀況持續惡化。

我沒有感受到任何改善，檢查結果確認我正在持續惡化。

我的器官功能持續衰退。

然後，所有人盼望的徵兆終於出現了！我血液的ＩＬ－６濃度現在比正常值高一百倍，護士和臨床試驗協調員提醒我，這代表司妥昔單抗應該很快就會發揮作用。

我和我爸擊掌慶祝，他打給親朋好友分享這個好消息，我們繼續等待身體奇蹟般好轉。

又過了兩天，我的器官功能繼續衰退，我再次開始失去意識。其中一位醫師表示我不能等下去了，快要走到無法挽回的地步了。

奇蹟藥物誕生了，它會鎖定這種疾病「已知」的唯一部分，也就是ＩＬ－６，但是阻斷它卻沒有發揮作用。我們沒有其他任何研究中的藥物了。

雖然因為大腦受到多重器官衰竭影響而意識模糊，我還是不禁想問：為什麼阻斷ＩＬ－６沒有發揮預期效果？我和其他患者哪裡不一樣？我明白自己應該活不到答案揭曉的那一天。

李醫師來到病房和我們討論接下來該怎麼做。在短暫的對談中，我們推論也許司妥昔單抗確實發揮了作用，沒有它的話我會病得更重，或許它需要更多時間才能發揮作用。李醫師離開後，我想著也許我的樣本對李醫師未來的研究和未來其他的ｉＭＣＤ病患會有幫助，不過在醫院最要緊的不是研究，而是讓我不要死掉。已經別無他法，現在只能以毒攻毒。

李醫師決定用最接近「震撼與威懾」（shock and awe）戰術的治療方式對付我的病，合併投與七種能殺死所有東西的超高劑量化學治療藥物：萬科（Velcade）、地塞米松（dexamethasone）、沙利度胺（thalidomide）、艾黴素（Adriamycin）、環磷醯胺（cyclophosphamide）、依託泊苷（etoposide）及利妥昔單抗（rituximab），簡稱為VDT-ACER。VDT-ACER療法會在前四天持續投與其中讓人最不舒服的幾種藥物，然後在接下來的十七天內每兩天投與一次策略性鎖定免疫系統特定部分的藥物。VDT-ACER療法原本是為治療類似iMCD的血癌多發性骨髓瘤而設計，沒人研究過這種療法用在iMCD上效果如何。醫療團隊向我告知可能會出現的副作用，我叫他們放馬過來。我知道會發生什麼事，至少知道教科書裡是怎麼寫的，因為那些藥物毒性極高，他們說我的頭髮會掉光，我會不斷嘔吐，還可能從此不孕。

我的頭髮掉光了。我常常嘔吐。我還沒準備好放棄未來生孩子的可能，但我得先活下來才可能有孩子。我父親坐在我的床邊，鼓勵我吃一些蘇打餅乾。

最變態的是，每一劑化學治療藥物都讓我感覺更好。iMCD發作真的太痛苦了，VDT-ACER療法的半控制毒害相較之下還比較舒服。我的意識還是很模糊，身體還是不太能動，即使改善非常緩慢，但是知道自己正朝著對的方向前進感覺真是棒極了。由以上可知，我受益於人類心理學最厲害的一招：習慣化。[1] 見過地獄後，其他事物相形之下都美好無比。

化學治療藥物殺死我的免疫系統，而我的免疫系統之前想殺死我。化療只是緩兵之計，但在有人解開iMCD的謎團前，我也只能接受。

在此同時，我對於整個醫療教育中學習的各種藥物有了新的理解。以前我只覺得藥品是醫師的工具之一，但現在我懂了：藥物能拯救生命，而醫師負責投藥。

別誤會——我認為醫師是促成一切的關鍵，不過藥物才是醫療的根基。我知道這種說法會讓某些醫師很不高興，發病前的我聽到這種說法也會不高興。醫學界有很多人不願承認藥物才是首要的，我認為這種抗拒心態可能會造成混淆，但很現實的說，我們可以取得哪些藥物決定了我們能為病患做到什麼程度。當然，何時投藥和何時不應投藥不是簡單的決定，需要醫術高明的醫師提供獨到見解，但是如果某種藥物不存在，醫師也無從判斷是否該用藥。

不知道是那些美妙藥物的副作用，還是我在三度瀕死後需要減輕心中的負擔，我突然

1 編輯註：習慣化（habituation），對一個刺激因其連續出現而變得熟悉，使得反應傾向減弱的現象。

覺得必須向父親坦承以前對他說過的每個謊。此時距離我初次發病已經過了六個月，他從第一天起就每天晚上都睡在旁邊的躺椅上陪著我。也許我認為他為我做了那麼多，我應該讓他知道真相；也許我覺得必須在病情惡化之前說出所有祕密；也許我覺得自己狀況現在那麼糟，不管我做了什麼他都不會對我生氣。無論出於什麼原因，我向他坦承以前常常趁他不在家時「借用」他的車，還坦承我常常不聽從他的理性建議。他原諒了我。

他也暫時離開病房迴避，讓我打給凱特琳。跟之前一樣，我們重新開始培養感情，向對方訴說日常生活的所有近況。後來我們每星期都會固定通話一次，我將所有精力都用在和她講電話上，雖然我的近況更新沒那麼正面，但我很喜歡聽她分享各種事情，連工作上的無趣細節也喜歡。凱特琳大學畢業後在紐約時尚業工作，聽到竟然有人認為針步出錯或用錯綠色是攸關生死的天大錯誤，我們都覺得很可笑。我們知道那絕不是事實！

新年夜，我的狀況好到可以由我父親攙扶，在血液腫瘤科那一層樓練習走路。我的肚子腫得和懷孕八個月的姊姊一樣大；我戴著口罩，因為我的免疫系統在接受化療後變得很脆弱（這是我們想要的結果，幸好發生了），所以必須降低感染風險。經過家屬等待室附近的轉角時，我們注意到一個男人，他顯然晚上喝多了，畢竟是新年夜嘛；走第二圈時，我們發現他跌下椅子倒在地上，我爸發揮醫師職責，趕緊跑過去把他扶起來。那個男人口齒不清地道謝，然後說：「祝你和老婆順產。」我們困惑地繼續向前走，走著走著，我往下看了一眼才明白，原來我的大肚子（希望還有那個男人的酒醉程度）讓那個人以為我是懷孕九個月的孕婦，而我們正在為了加快產程繞圈圈走路。他竟然以為我是我爸懷孕的太太！我忍不住對我爸說：「你老婆還真醜。」我們笑到直不起腰。

當然，死亡並不好笑。但我後來明白，最需要幽默感的時刻莫過於面對死亡時。

我的身體因器官衰竭而大幅扭曲變形，害我被喝得爛醉的傢伙誤認成女人，這可能是悲慘至極的經歷；若是別人從別的角度去看，這可能是人生的谷底。在生病前的我應該也會覺得這是人生谷底，畢竟我曾經充滿自尊和好勝心，能夠臥推一百七十公斤；我不會假裝自己從來不在意外表。

不久之前，我對類似的狀況有截然不同的反應。因為害怕凱特琳記住我淒慘的模樣而將她拒於門外時，我一點也笑不出來，一點都不好笑，永遠不會變好笑。

那麼我和父親在醫院走路的那次有什麼不一樣？

我不一樣。

身為醫師，我看過狀況極糟的病患仍能在苦難中找到幽默之處，我一直以為那是一種逃避方式，人類是逃避的高手，幽默似乎也是拒絕面對的手段之一。

現在我知道自己完全誤會了。幽默感沒有讓我逃避任何事物，而是讓我直視痛苦——並且嘲笑它。就像我採取的其他行動，用笑聲面對痛苦也是拒絕被卡索曼氏症打倒的方式之一。幽默讓我一掃擔憂；幽默讓我更加堅定；什麼東西好笑、什麼東西不好笑，全由我決定。也許最重要的是幽默的社交功能——對我和家人來說，一起開懷大笑就是一起再次堅定意志的最好方法。我在母親開著超市的電動車繞圈圈時第一次明白這件事，現在我和父親也有了這種美好回憶。

◆

經過七個星期的多種藥物化學療法、每日輸液和多次血液透析後，我終於可以出院了。就在我們離開醫院前，我和最喜歡的護士之一諾姆說我等不及要出院了。「過去六個月我大部分的時間都在醫院。」我補充道。我父親當時就像過去六個月一樣坐在我旁邊，他忍不住插嘴：「說什麼『我大部分的時間都在醫院』？我們大部分時間都在醫院！」他說的沒錯，我不小心把他的陪伴視為理所當然：他為了我取消了過去六個月的所有手術和門診，幾乎每晚都在病房過夜，只有在大姊麗莎來探望我的時候，他才會去附近的旅館好好在床上睡一覺，隔天一大早就回醫院陪我。他的角色吃力不討好，必須每天默默憂心地看著他的寶貝大衛面對各種困境。親朋好友的來訪常常讓我變得更有活力、更樂觀——我的教父教母，還有他們的兒子康納（**我和他情同兄弟**）來探望我讓我恢復了活力，但我的活力和樂觀在他們離開後瞬間消失，而我的父親必須承受那些情緒轉變。

我們回到了北卡羅萊納州。我在第三回合獲勝，不過是技術擊倒。我們對奇蹟藥物ＩＬ－６阻斷劑寄予厚望，它卻沒有發揮作用，害我們得用大量化學治療藥物進行轟炸。即使如此，李醫師（**還有我**）推論也許是因為我病得太重，投藥時機過晚，所以司妥昔單抗才沒效；也許是ＩＬ－６檢驗不準，雖然檢查結果正常，可是實際上我的ＩＬ－６濃度應該很高。雖然司妥昔單抗未能阻止已經復發的疾病，不過我們認為，同時也希望，它能預防卡索曼氏症再次復發，畢竟聽說它對ｉＭＣＤ有神奇功效。我離開李醫師的辦公室時拿著一張黃色紙條，上面寫著：**司妥昔單抗，三週一次**。

帶著逐漸恢復的身體離開阿肯色州時，我感到不安：我們在每一個回合不斷增強反擊的火力，可是已經沒有更強大的武器可以用了。另外，雖然ｉＭＣＤ是顆不定時炸彈，但那些化學治療藥物會製造別的風險：化學治療藥物的毒性極高，人體能承受化療攻擊的次數有限，因此有所謂的終生累積劑量（lifetime max dose）。大多數患者不會走到那個地步——因為心臟和其他重要器官衰竭而無法繼續接受化療，或者原應殺死疾病的化學治療藥物對DNA造成損害，反而導致癌細胞出現。如果每次復發都只能用化療對抗，我被化療殺死前還有幾次發作的額度？我不願意去想那些，而是提醒自己：司妥昔單抗能讓我獲得緩解，而且我有這個領域最厲害的專家照顧。我知道他和其他團隊一定在認真研究iMCD之謎，這種病很快就不會是「自發性」；不過那些謎團有沒有解開對我來說都沒差，因為我已經獲得奇蹟藥物，我的病不會復發了。

11. 延長賽人生的新準則

回到洛利的機場，我馬上做了過去十年來從未做過的事情：在五兄弟漢堡餐廳（Five Guys）找位子坐下，大口吃漢堡。

我已經十年沒有吃絞肉了。我每次吃雞肉時都會仔細把雞皮剝掉，也不吃炸物或任何充滿油脂的添加物，像是美乃滋或奶油。我曾是所謂的「乾淨飲食」（clean eating）的楷模，只吃蔬菜水果、魚類、去皮雞肉和全穀類，放縱時吃的是芒果乾。為了健康（還有一些虛榮心），我壓抑為了獲得幸福感而進食的衝動，有次我驕傲地對朋友說：「我吃東西不是為了嘗味道」，然後一邊計算著盤子裡每樣食物的卡路里和蛋白質。雖然我以前吃得那麼健康，我還是好幾次差點死掉——實在很難繼續假裝飲食就是問題所在；但，是的，這個營養均衡的身體突然開始攻擊自己。不知道是因為我發覺完美計算營養攝取對於健康的效果有限（健康的定義也有待商榷，我最不需要的就是「更強大」的免疫系統），或是因為過去幾個星期都只能用鼻胃管進食，走在機場裡時，我對於肉食的渴望重新覺醒。現在的我不再認為剝奪自己吃東西的快樂有任何益處。

我仔細品味那個漢堡。那就像漫長的四十天大齋期結束後的第一頓大餐，或是流感痊癒後首次吃固態食物。

坐下來吃東西也讓我有時間默默省思過去幾個星期一再考慮的事情：在為了生存而戰的這個新階段（或者說慶祝階段，因為我當時誤以為自己已經戰勝病魔了）應該要往哪個新方向前進。我想像出一種新的工作方法，「考慮，行動」在我腦海中一再浮現。其中的逗號很重要，中間不是句號，不是先考慮某件事然後隨便做些別的事，是考慮某件事，接著在那件事上面採取行動，而且不能半途而廢。

我當時並不覺得（現在仍然不覺得）這個新口號是衝動行事的藉口；我並不打算想到什麼都直接說出口，或是上網亂買東西。「考慮，行動」後來變成我的指引原則，別讓想法隨意出現或消失，應該仔細分析每個想法，評估是否值得執行，若答案是肯定的，那就進入行動模式——無論我是否擁有達成目標所需的所有理想技能。這個原則讓我更審慎地評估自己真正想要的是什麼以及哪些想法值得執行，它讓我將心思分配在重要的事情上，出乎意料地，它也幫我趕走了心中那個否定自己的聲音。我們常常會想到一些能對自己或親朋好友造成實質影響的話語或作為，卻又馬上說服自己不要行動，「考慮，行動」幫助我剔除沒有意義的想法，更重視值得採取行動的想法，而那一天，吃漢堡感覺像是後者。

我還在阿肯色州時就開始思考新方向，就在第三次瀕死之後、健康狀況開始穩定那時。我的動機很簡單，我發覺面對死亡時，我最後悔的不是我做過的事，而是那些想要做卻沒有付諸行動的事。這句「沒人會在快死掉的時候後悔沒有花更多時間工作」很老套，我知道我不是第一個得出這個結論的人，但它是事實。健康無虞的時候，晚上讓人睡不著的是回憶：在晚餐宴會上說的蠢笑話；那次傳球失誤；那次對女生說你愛她，但你和她才約會第二次……雖然你寧可那些事情從沒發生過，但它們仍然是回憶。可是在人快死掉的時候——至少在我快死掉時，那些回憶變得一點都不重要，那些後悔沒有創造的回憶，還有發現自己永遠沒機會創造回憶的認知，會混合成鮮明無比的遺憾（使你心跳加速，讓加護病房的生理監視器警鈴大作）。我在譫妄和痛苦之中想像了不下一百遍和凱特琳結婚生子的場景，後悔自己沒有努力挽回她或在她給我機會時和她復合，那樣至少在我（以為是）人生的最後六個月時還能有她陪著我，我為不存在的回憶感到悲痛。我告訴自己，如果我活下來，我一定會盡全力將想法化為行動。

◆

那一晚，我和家人一起吃了一頓大餐。有很多事情值得慶祝：我回家了，吉娜在我人在小石城時順利生下健康的二女兒。大家在我父親家集合，那時我虛弱到連一盤菜都拿不起來，更別說幫忙烹飪或將菜餚端到餐桌上，不過我幫忙擺了餐具。那是史上最幸福的餐桌佈置，知名生活風格專家瑪莎．史都華都沒有我厲害，我臉上帶著笑，那笑容大得幾乎咧到耳邊，一邊將餐巾摺成完美的三角形，認真地感受知足之感。

那一晚的聚會讓我無比快樂，我決定讓心中那個否定的聲音閉嘴，直接「行動」，打給凱特琳。我在阿肯色州時會定期和她講電話，而那天下午（**就在吃完激發靈感的漢堡後**）我送了她最喜歡的花和糖果到她的公司。這個行為本身一點都不偉大，但是採取行動意義重大。我內心的否定聲音想盡辦法說服我不要送她禮物：**你們又沒在交往，她會覺得很尷尬，之後再找時間做其他的事吧**。以前這些念頭通常會獲勝，不過待過加護病房、還有了新座右銘的我受到啟發，決定直接行動。

不過我知道不是這樣做就行了，讓她知道我記得她喜歡的花和糖果是不錯的第一步，可是遠遠不足以彌補之前我臨死時兩度拒絕她所造成的傷害。我鼓起勇氣問她願不願意來洛利看我——她答應了。我將她願意來看我視為好兆頭，可是還是有很多理由讓我擔心；雖然我的健康好轉，但是肚子還有七公升的腹水，頭髮也因為化療掉光了（有些人撐得起光頭造型，我……撐不起來）。我忍不住一直想著我的外貌，著魔似地一直想，當然，扭曲變形的身體只是冰山一角——我的外貌是卡索曼氏症的展現，提醒著我表面下還有更嚴重的問題。卡索曼氏症雖然暫且眼不見為淨，我的外貌卻無法忽視。

我和凱特琳上次見面已經是一年多前的事了。我很擔心剛見面時會很尷尬，也擔心之後會怎麼發展，老實說，我擔心凱特琳不想和我復合，畢竟我健康出了問題，之前還拒絕見她。她不想和我復合的話我也能理解，我會很傷心，但我能理解。

不管怎樣，我還是要試一試。我考慮過了，現在要採取行動。

幾個星期後，凱特琳到了洛利，直接去我姊姊家找我。這次我沒有叫她待在外面或是透過中間人和她對話，親自站在門口迎接她。她看到我了，我看到她看到我了。和我二姊以及外甥女安打過招呼後（凱特琳以前當過她幾年的保母），我和凱特琳終於能獨處，兩人一起坐在沙發上，以前我們交往時也是這樣坐著。

我一隻手放在凱特琳的肩膀上，另一隻手放在自己頭上，想遮掩光頭卻徒勞無功。但她沒有在想我的外表，而是想著另一件事：她說她想復合。

「妳確定嗎？」我迴避她的眼神。我不想看著她的眼睛，不想讓她看出來我多麼想復合。我需要她自己做出這個決定，而不是被我的意願影響。

◆

生病時，有些人會因為同情你而照顧你或對你好，那感覺不錯，不過當你病得非常嚴重，那……感覺就不一定那麼好了。你會擔心他們為你做那些只是出於職責，或是因為他們害怕你即將死去，大部分的情況下，大多數人應該也無法釐清自己到底是出於什麼動機才對病人好，他們只是做了直覺應該做的事。身為善意舉動或關注的接收者，你會開始擔心他們在你沒生病時會不會有不同的做法；對，你明白沒人逼他們做那些，但他們仍然是對你生病這件事做出反應。這代表你不再只是你，不只是讓他們開心或生氣的人、不只是讓他們在別的（健康）情況下可能會擁抱或大罵的人。相反地，你現在是生病的人——也許永遠都是，這代表大家願意為你做的事或為你犧牲的程度，現在至少有一部分取決於你的疾病，無論他們是否有意識到這一點。

別誤會，我最大的心願就是能夠再次和凱特琳攜手前行，但我也覺得心痛又愧疚，竟然讓她面臨這樣的抉擇。在我眼裡，她的選擇只有兩種：和一個可能沒什麼未來的人共患難；或是選擇離開，也許還會因為讓（可能）正在步向死亡的男人失望而愧疚一輩子。

不過我現在知道，我的健康狀況跟她決定和我走下去幾乎一點關係都沒有。正好相反，她之前就一直很糾結我是否會放慢追逐野心的瘋狂步調，如果我不放慢腳步的話，她又是否能接受。她一直在思考有什麼方法能讓我們將對方放在第一順位，還有思考不試看看的話她會有什麼感受。我突然生重病加強了她想努力的決心，她完全不是因為可憐我或是不想讓病人失望才想復合。

◆

我坐在那裡，還是不敢看她的眼睛。她等我終於抬起頭，對我露出讓我永生難忘的表情：她的表情同時說出「你瘋了嗎？」，還有「我確定」。

「可是我是個光頭的胖子！」我無力地抗議。她繼續直盯著我的雙眼，不過這次她挑了眉，向我表示斷定我的外表會讓她反感實在有點沒禮貌。

然後我提到問題核心：「凱特琳，誰知道我什麼時候會復發？」

「誰在乎？」她強調。

就這麼說定了。她用那三個字給了我兩樣東西：一，我的幸福；二，讓我知道她的愛是無條件的。現在我知道很少人能像我這麼幸運，這麼年輕就擁有這種安定感，確定她會和我同甘共苦，無論我多胖或多禿，無論經歷多少難關。在她星期日飛回紐約前，我們約定盡量撥時間去找對方。她工作很忙，我的身體很虛弱，所以我們沒辦法太頻繁見面，不過有計畫的感覺很好。

接下來好一段時間，我必須一再向凱特琳強調我的兩個姊姊沒有自作主張，她們只是照著我不斷叮囑的吩咐去做。我也試圖解釋我的扭曲邏輯：將凱特琳拒於門外其實是我所能想到最重視她的做法。我真心以為那是對的做法，能夠讓她記得那個健康有活力的我。

我後來才明白我的想像力太有限，最重視她的做法，是讓她看見我最脆弱的一面。

連續五個星期都沒有發作後（**這是過去七個月以來最長的紀錄**），我開心地認為自己已經戰勝病魔了，那讓我一度感覺超棒，但也讓我擱下頗有進展的卡索曼氏症研究。我以為卡索曼氏症已經是過去式了，現在有更重要的事情：我終於可以動起來，開始健身了。

當然，我得從簡單的開始。我先是繞著廚房和客廳走路，雖然不是很刺激，但我會在走路時重複播放我最愛的走路歌曲，一首在YouTube上找到的奇怪蘇聯時期歌曲，歌名似乎是〈Trololo〉。我最近才知道那首歌的真正歌名可粗略翻譯成〈我很高興，因為我終於回家了〉——真的再貼切不過。可是我反覆聽那首歌並不是因為它背後的意涵，而是因為歌曲節奏完美符合正在復健的我的緩慢步伐，跟著唱也讓我心情很愉快。我因臥床好幾個月而失能（deconditioning），走路練習可以提升心率，讓我大笑，給我繼續的動力。現在這樣就夠了。

我也沒忘了練肌肉。很快地我開始舉一公斤的啞鈴，就是老人活動中心會出現的那種，我的四歲外甥女安覺得沒什麼特別的，她搶走我手中的啞鈴，示範給我看她能做到……和我一模一樣的動作。她也在另一件事上模仿我：我會為了遮掩光頭和長得不平均的新生頭髮戴帽子，所以她也開始要求戴帽子。有個不會評斷我的小學徒跟著我有樣學樣感覺很窩心，但我顯然已經不是從前的那個野獸了。

不過我心中仍有一頭野獸。美式足球時期的我會追求疼痛，咬牙忍耐，從中獲得力量——我有很多這種記憶能協助我撐過痛苦。例如有一次，教練要我在冰天凍地的氣溫下躺在結冰的美式足球場上快速往前滾，直到我吐出來——應該說直到大家都吐了，因為大家在休賽季期間的練習遲到。那個當下我恨透了那個懲罰，但現在的我很好奇，如果沒有以前在球場和健身房那些受控制的環境中不斷面對疼痛的機會，不知道我現在還在不在。那些經歷是我之前累積的財富，在我努力從零培養體力時開始支付利息。隨著我能舉的重量愈來愈重，我每個星期都會拍照紀錄我的變化：我從看起來像體虛的孕婦，變得沒那麼像孕婦，更像野獸。

發病又康復意外帶來奇妙的好處，虛弱的身體讓我獲得原本不會擁有的機會，此刻的我不需兼顧美式足球、大學、研究所或醫學院（我請了病假），因此有超多時間可以投入AMF支持網絡。我再次一頭栽進AMF事務，我們在洛利的小小辦公室就在雷克斯醫院的同一條街上。這段空檔是天大的禮物。我想擴大AMF規模，觸及更多全國各地承受喪親之痛的學生。那時我們的分會已經在一百多個校園舉辦支持團體聚會和社區服務活動，但我還想幫助更多人。我考慮寫一本書，讓那些校園內沒有AMF分會的同學可以閱讀，而既然我考慮過了，那就必須行動，所以我和朋友暨導師海瑟・塞瓦提—賽博諮商心理學教授（Dr. Heather Servaty-Seib）合寫了一本書，內容加上網絡裡年輕成員的證言和親身經歷後出版。我感覺自己繼承了母親的精神，在被迫休息的那段期間創造出自己的希望。

我在洛利休養了六個月。雖然我還是必須固定每三個星期去醫院施打司妥昔單抗，但是自從小石城的地毯式轟炸後，我變得愈來愈強壯，血液檢查數值也回歸正常，更有另一個重大的改變：我和凱特琳第一次建立了平衡的關係，即使我們相隔兩地。從前的我埋首工作，完全不顧旁人，最後導致自己必須在凱特琳和AMF或醫學院之間抉擇；現在的我選擇平衡。凱特琳開始花更多時間到AMF做志工，讓我們可以一同努力達成協助喪親大學生的目標。我們倆的人生比從前更協調一致，而且真的很好玩。

二〇一一年七月，我決定重拾卡索曼氏症打亂的最後一個部分，也就是回去讀醫學院，重新專注於成為腫瘤科醫師，我已經等不及了。這代表我必須將AMF交棒給全職的有給職執行長，我以這個組織的成長為榮，想要找到適合的管理人，延續我和凱特琳、班、麗莎、吉娜以及其他志工共同打造的一切。其中一位應徵者說的話讓我印象特別深刻，他說他在讀了《人生下半場》（*Halftime*）之後決定應徵；那本書是關於在人生的「下半場」找到意義，而那位應徵者六十多歲。

「你還太年輕，不適合讀那本書，」他說。「你離下半場還久得很，你才剛上場呢。」

我摸摸剛開始長出頭髮的頭，對他說：「兄弟，我已經進入延長賽了。」

嚴格來說，那時應該算是三度延長賽。三次我親眼看著時鐘倒數到零，三次我都成功站起來回到場上。

身為美式足球員，我從小到大打過很多場延長賽，而那些累積的經驗讓我了解到孤注一擲和奮力一搏背後的真相。從外面看起來，感覺延長賽的結果很隨機：壓哨球會被剪輯成精彩影片分享出去，體育台會報導成功的萬福瑪利亞長傳，[1]看起來真的超幸運，而奇怪的最後一球會因為極為罕見而讓球迷津津樂道。那些時刻擁有神奇的轉變潛力：上一秒滿頭大汗的籃球教練動也不敢動地緊盯往籃框飛去的球，下一秒……他欣喜若狂地在球場上狂奔，到處找人擁抱。

可是對於身處其中的人，那些時刻一點也不幸運或隨機或奇怪或神奇。無論最後結果如何，延長賽是場上球員意識最集中、最清晰的時刻，這是有原因的：當比賽只剩下短短幾秒，所有讓人分心的事物都會徹底消失，目標「勝利」會變得無比清晰。當下你只會注意到自己周圍的事物，而延長賽就是當下，你的心中只會有當下和目標。延長賽是就算累壞了還是要回到場上，那是腳下的草地、手中的球、擺動身體的角衛，以及消失在看台後

1 編輯註：萬福瑪利亞長傳（Hail Mary），相當長距離的長傳，因為這種傳球的難度太高又容易被攔截，傳球者大多都在暗自祈禱神明相助。

面的太陽。你知道延長賽的表現重要至極，在第二節傳球失誤還能挽救，在延長賽傳球失誤比賽就結束了。

現在那種感覺隨時跟著我，每一秒都很重要，每件事都需要有目標。並不是一切都沒事了，該死的，我們還是不知道卡索曼氏症到底是什麼。我在比賽中的表現也沒有很好——差得遠了，但我知道若是表現得好也不會進入延長賽或三度延長賽。挫折也可以激勵人心，因視網膜出血而失明、接受毒性極高的化學治療，以及感受到伴隨器官衰竭而來的疲勞，這些挫折讓我更有動力，如同再次醒來、恢復健康、再次見到我愛的人也能給我動力。

在美式足球中，延長賽的每一秒都有三種可能：因完美的一球獲勝，因糟糕失誤慘敗，或是因打成平手再次進入延長賽。現在我的人生的每一秒也有三種可能：勝利，失敗，勉勉強強過活。雖然很痛苦，但是我不能就這樣一拐一拐地下場去冰敷。意外地，活在延長賽中解放了我，讓我成為最棒的自己。

我在二〇一一年九月回去讀醫學院，但我的人生還沒完全「恢復正常」，應該也永遠不會恢復正常。我還是每三個星期需要注射一次試驗藥物司妥昔單抗，現在那就是我活著的條件，我接受了。我看過很多病患接受更具侵入性的處置，若那些處置能讓卡索曼氏症不會復發，我也願意接受。

生重病後復元讓人最驚訝的事情之一是，你會發現**正常**的代價有多高昂。嘗試重新建立（**大致上來說**）正常的生活時，我很快就發現原本習以為常的事物——例如能夠待在醫院之外的地方——隱含的真正成本。我的療程只能在北卡羅萊納州進行，可是我在費城讀書，所以每年必須飛三十四趟，也不知道要持續幾年。我和朋友萊恩說了這個困擾後，他立刻行動，在紐約市舉辦募款派對，為我籌措交通費用。很快地，葛瑞格．戴維斯、約翰．愛德華和格蘭特也在馬里蘭州的貝塞斯達、喬治城和費城舉辦了募款派對。我和凱特琳每場活動都有出席，我們心中充滿感激，感謝大家為我募集善款，也感謝他們讓我們有機會和朋友齊聚一堂。

我的朋友在費城舉辦的派對還給了我額外的特別驚喜，不僅娛樂到大家，也讓我的士氣達到高峰。格蘭特和我最喜歡的醫學院教授之一約翰．莫里斯教授透過朋友的朋友，聯絡到我的英雄之一：芭樂特。沒錯，就是薩夏．拜倫．柯恩扮演的那個角色，我以前——

現在也是——超級熱愛和芭樂特有關的任何東西。柯恩在我母親過世那陣子創造了這個角色並以他聞名，當時沒有任何東西能讓我大笑或微笑，不過芭樂特開啟了我內心的某個開關，我第一次看那部電影時笑到流淚。我沒有花太多力氣思考為什麼這個瘋癲的角色能讓我笑出來，當時只覺得感恩，重要的是我的麻木終於遇到了剋星：一個假的哈薩克新聞記者，為了提供「哈薩克青年必修（理）美國文化」而到處訪問美國人。荒謬嗎？是；幼稚嗎？有些人這麼認為。我只是很感激他讓我有了喘息的空間（我覺得他是天才）。

我在大學時期成為他的超級粉絲，連續五年萬聖節打扮成芭樂特，全程認真模仿他的行為舉止，而凱特琳忍受了這一切。上了醫學院之後，我甚至在解剖大體遇到困難時向芭樂特尋求幫助，在長達數小時的大體解剖課上，全程用他的哈薩克口音對解剖搭檔說話，好減輕切開一個人類的不自在。有一天我扮成芭樂特的模樣去上課，用他的風格和口音問教授問題：「他（投影幕上裸著上身、毛髮濃密的肥胖男性）讓我想起我太太，但是我太太的毛更多，她也得了跟他一樣的病嗎？」我的同學都見怪不怪了。

可是就在賓夕法尼亞大學的休士頓大廳裡，芭樂特正在對我說話。柯恩在拍攝電影的空檔錄了一段影片給我，他（故意）叫錯我的名字兩次，說他完全能理解我經歷了什麼，因為他上個星期才因為重感冒用掉一整盒面紙；最後他感謝活動主辦人舉辦募款活動，並表示那些錢會用來支付他拍攝這支特別影片的費用。我很感謝格蘭特和莫里斯教授費了那麼大的工夫讓芭樂特透過鏡頭對我說話，那段影片讓我的心情超棒。

我寄了一封大肆讚揚柯恩的信給他的經紀人，信中還附上一堆我扮成芭樂特的照片，那封信內文超長，因我有超多話想對他說。他後來透過經紀人回信了，只在主旨寫了「刪掉我的電子郵件地址」，也許我不該感到意外，他大概感覺到我有一些癡迷傾向，不想讓我覺得自己能夠隨時寫信給他。

身為罕見疾病的患者並希望不會再復發的疾病，讓我能在另一個領域實踐「**考慮，行動**」。

我親眼見到原本就極為稀缺的研究經費和關注通通流向常見疾病，因為「好處」——**可能從中獲益的患者人數（以及新藥物上市後會掏錢買單的人）**——比較大。這是長久以來的慣例，從外面看來也算是符合邏輯的做法。可是沒那麼常見的疾病常常有更多需要研究的地方、更多「容易實現的目標」，而且既有的治療選項少很多，所以只要投入一點點經費就可能獲得很好的結果，甚至可能對病患的人生有更大的影響。

我明白自己不太可能改變研究經費分配的方式——影響較多人的疾病應該永遠會拿到最多經費，但我認為研究經費的分配方式並沒有想像中那麼流暢或符合邏輯，我逐漸發現更謹慎的經費分配方式，可能會讓大大小小的疾病能更常獲得突破性發現。我對這些重大議題很感興趣，希望能找出根本的解決方案。

我開始對這些議題產生興趣時，賓夕法尼亞大學正巧在我回到校園不久後獲贈一筆指定用於建立孤兒疾病中心（Orphan Disease Center）的高額匿名捐款。這裡的**孤兒**是指罕見疾病，因為罕見疾病和孤兒一樣常常被忽略。這真的是機緣巧合。賓夕法尼亞大學醫學院前院長亞瑟·魯本斯坦教授（Dr. Arthur Rubenstein）獲聘為該中心的臨時主任，雖然我不認識他，但我上過他的課，知道他是內分泌學研究和治療的傳奇人物，也是醫療學術界的傑出領袖。

我寫信給魯本斯坦教授，自告奮勇協助處理孤兒疾病中心的事情。雖然我還沒拿到醫學學位，資歷也沒有很亮眼，但我認為自己親身對抗孤兒疾病的經歷能派上用場，而且我正在使用試驗孤兒藥物；除此之外，成立AMF讓我擁有打造和拓展組織的經驗。我在很長的信件裡強調了這幾點，然後寄出。我知道能和魯本斯坦教授見面的機會微乎其微——至少要等好幾個月，他是個大忙人，大家都想找他——不過我受到他的助理法蘭的相助，他在幾天後趁教授的某個行程臨時取消時把我排了進去。短期限對於過度專注的人來說是天大的禮物，和教授見面前，我花了幾十個小時撰寫一份詳細的報告，介紹罕見疾病研究目前面臨的各種挑戰，還有我認為中心能達成什麼成果。我們見到面後，魯本斯坦教授（他後來要我叫他亞瑟就好），看到我想藏也藏不住的滿腔熱血，最後他邀請我加入正式主任選任委員會，後來還將組織中心的策略成長和營運計畫交給我負責。

魯本斯坦教授讓我看到了全新的領導典範，現在的我仍然持續向他學習。在和他共事之前，我對於領導風格的認識來自美式足球和我自己的強硬風格——帶領隊員做體能練習，將需要鼓勵的隊員拉到一旁，即使受傷也要忍痛繼續打球。我也看過有人利用恐懼做管理，那種人在醫學界比你想像的還要常見。亞瑟不是那種人，他總是輕聲細語，一心一意想做道德的事，致力於讓每個人展現出最棒的自己；他努力不懈地追求他認同的事物，老實說，他總讓我想起我母親。他非常有領導才華，善於分配工作，激勵人心，讓大家能夠專注於中心的任務：拯救罕見疾病患者的性命。

亞瑟不在乎階級或地位，他認為所有點子都是平等的，就連我這種低等的醫學生都有提出想法的資格；沒和他共事過的執行助理和行政人員都很驚訝，他竟然會在會議中問他們的意見。他從來不會強調他比較厲害，正好相反，他常說你們就是專家，你們知道在賓夕法尼亞大學和其他地方推動罕見疾病研究需要怎麼做。他謙遜的態度讓大家樂於踴躍分享和參與，看到他那種顯赫背景的人實踐我才剛開始理解的概念讓我大開眼界：醫學不只是第一線的醫師和護士，醫學是整個人類企業（human enterprise），需要領導者也需要獨創性；醫學若只由技術和深奧知識組成時效果十分有限，需要加入團隊合作才能發揮最大的效果。

我很珍惜加入亞瑟的團隊的機會，認真地根據他的要求擬定中心策略計畫。在過程中我發現，雖然每種特定疾病可能很罕見，加起來的數字卻很驚人：世界上大約有七千種罕見疾病，有三億五千萬人受到影響；十個美國人就有一個罹患罕見疾病，其中一半的患者是兒童，那些兒童患者有三成活不到五歲；約百分之九十五的罕見疾病沒有任何一種經美國食品藥物管理局核准的藥物，因為人類對它們的了解實在太少了。簡單來說，不知道標靶是什麼的情況下，實在很難研發出標靶藥物。

很多人誤以為罕見疾病極為複雜或是難以理解，是生物學上的大魔王，但其實罕見疾病背後的病理常常比常見疾病更單純，很多罕見疾病都只涉及一種基因缺陷，而現代科技能夠找出標靶，讓我們能用相應的藥物或療法有效地阻止疾病。

囊狀纖維化（cystic fibrosis）示範了學術研究和生物醫學科技同心協力時可以達成什麼樣的成果。囊狀纖維化是一種基因缺陷造成的致命疾病，會導致難以醫治的肺部感染，使病患呼吸困難。美國大約有三萬人罹患此病，因此它屬於「罕見」或「孤兒」疾病，因為羅病人數少於二十萬人。隨著新藥物的出現，這種病愈來愈容易控制，病患的壽命也變得更長，這不是偶然，這是數據、協調和關鍵人物的毅力的成果。囊狀纖維化患者為研究募集了好幾億美元；囊狀纖維化症基金會費了很多心力讓所有相關人士達成共識；國家衛生研究院的現任院長法蘭西斯・柯林斯醫師（Dr. Francis Collins）等生物醫學研究巨擘執行了關鍵研究，讓該領域大有進展。不過很遺憾的是，這不是常態。就算再有決心，研究常常會因為缺乏協調、組織和資金而進度緩慢，約有百分之五十的罕見疾病沒有任何針對該特定疾病的基金會能夠主導研究；另一半的罕見疾病雖然有相關基金會，不過他們在研究主題、資料和生物樣本的協調上還有進步空間，各方之間的合作也需要加強。

罕見疾病的研究經費實在太有限，更加突顯生物醫學研究缺乏協調和合作的問題。比起攜手合作，研究員更傾向獨立運作並和其他人競相爭取經費，有些研究員還會想盡辦法捍衛患者生物樣本，不讓其他研究員使用。除此之外，可用的資料過於有限，加上結構性阻礙，讓研究員難以產出能夠申請到聯邦經費的資料；而提供聯邦研究經費的機構只想贊助已經有足夠初步資料的研究，但是研究員需要經費才能產出贊助機構要求的資料，這個循環很難突破。

當然，當某種罕見疾病沒有美國食品藥物管理局核准的藥物可用，醫師可以嘗試「藥品仿單標示外使用」（off-label use），也就是用針對常見疾病開發並經核准的藥物來治療罕見疾病患者。時不時會有醫師採取這種策略，醫師基本上隨時可以開任何經美國食品藥物管理局核准的藥物給病人，無論患者得的是什麼病，無論那種病是否為仿單上的適應症之一（**保險公司會不會買單又是另一個問題了！**），畢竟很多疾病背後有共通的異常基因、蛋白或細胞，所以理論上可以用同一種藥物治療。有時候用同一種藥物治療多種疾病會帶來很好的效果，比如威而鋼（Viagra）對於肺動脈高壓症（pulmonary hypertension）有很好的療效，肉毒桿菌保妥適（Botox）可治療嚴重頭痛，而血壓藥普潘奈（propanolol）可用於治療致命癌症血管肉瘤（angiosarcoma）。

雖說如此，透過「仿單標示外使用」促進科學進展和病人照護同樣有根本上的阻礙：很少人會追蹤或整理仿單標示外使用藥物被用在哪種疾病上以及成效如何，因此醫師無法參考前人嘗試的結果做出照護決定。由於無資料可參考，有些病患會接受之前別人已經試過但從來沒有成功過的療法；有些患者明明有成功率幾乎百分之百的藥物可用，卻從來沒有試過，在資訊爆炸的時代，這個狀況既矛盾又令人痛心。愈是深入了解某些罕見疾病的現況，我愈覺得這個情況看起來就像九一一事件之前，美國情報單位和警察單位之間的溝通問題：大家都在自己的崗位上認真努力工作，但是彼此之間沒有溝通、沒有主要資料庫、沒有人覺得應該共同協調或共享資料。

另一方面，我的罕見疾病速成班也讓我看到了一些亮點和優秀領導者，像是我透過孤兒疾病中心認識了賓夕法尼亞大學的傑出醫師科學家，[1] 丹・瑞德醫師（Dr. Dan Rader）。他最近的研究結果顯示，一間大型藥廠擱置的某種藥物可能可以用來治療致命基因疾病同合子家族性高膽固醇血症（homozygous familial hypercholesterolemia），那種藥因為副作用過於嚴重，不適合用在一般大眾身上，所以被擱置了；然而，同合子家族性高膽固醇血症會導致兒童和青少年患者死亡，權衡之下，丹認為可以試試看那款藥物，因為他知道病患（**和家長**）願意用副作用換取活下去的機會。丹和製藥公司一起研究那種藥對於疾病的治療效果，試驗的結果很成功，後來藥物也獲得美國食品藥物管理局的核准。但是，仍有許多等著拯救性命的藥物坐了好久的冷板凳，直到對的人問了對的問題才終於發光發熱，那麼，世界上還有多少像這樣等著被發掘的藥呢？

有沒有可以用來治療卡索曼氏症的？

有多少經美國食品藥物管理局核准用於治療一種疾病的藥物，實際上也能有效地治療

1 譯註：醫師科學家（physician-scientist），兼具臨床專業和研究能力的醫學專家。

另一種病，甚至多種疾病？這個疑問從此永存在我心中。我開始全心相信很多我們正在追尋的解答其實早已存在，只是它們被遺忘、被忽略，或是還沒有人問到正確的問題，這有點像益智節目《危險邊緣》（*Jeopardy!*），只是這件事的代價超級高。

和亞瑟以及孤兒疾病中心團隊共事讓我學到組織的重要。我看過失調的團隊，甚至曾是造成團隊失調的元凶之一；我也知道極為專注的領導者可以成為團隊的核心，讓所有成員團結一心。我從來不是跑最快或是丟最遠的球員，不過我是很會帶領球隊的四分衛，而每種罕見疾病都需要四分衛。

我在這段期間認識了喬許．索默，他也是罕見疾病的四分衛。他在幾年前因罹患脊索瘤（chordoma）——一種通常出現於顱骨或脊椎的罕見骨癌，從杜克大學休學並創立脊索瘤基金會，那不是單單分配研究經費的普通基金會，而是能推動變革的強大組織，致力於建立相關公開資源並讓世界各地的研究員共同合作。在他的領導之下，脊索瘤研究獲得重大進展以及好幾個大家很看好的臨床試驗。當我坐在擁擠吵雜的咖啡廳聽著他分享他的故事時，我心想：**我應該為卡索曼氏症做這件事嗎？**

然後喬許打斷了我的思緒：「大衛，你擁有能夠改變世界的特殊資格。我可能沒資格對你說這種話，但卡索曼氏症需要你。」

接下來的幾天，我不斷說服自己應該將時間和精力投注於推廣AMF，還有當上腫瘤科醫師。我很肯定已經有其他人在努力了：卡索曼氏症已經有兩個疾病專門基金會，國際卡索曼氏症組織（International Castleman Disease Organization）和卡索曼氏症關愛與研究（Castleman's Awareness & Research Effort，CARE），這兩個組織一定都在盡力推動研究發展。最後，我決定不親自上場，繼續默默祈望世界上會有某個研究員解開我的疾病謎團，不過這個想法在我心中埋下了一顆種子。

◆

回到醫學院後，我進行更多輪的臨床實習，小兒科、內科、家醫科、介入放射科、急診醫學科和風濕科，不管到哪一科，我每天都會遇到在我生重病時治療過我的醫師和住院醫師。大部分的人我都不記得了，但是他們都記得我，每次我經過時他們都會說：「大衛，你看起來氣色真好！」其他和我共事的醫師應該很困惑，因為他們不知道我之前病得有多重，而醫師在醫院遇到時通常不會用「你看起來氣色真好！」打招呼。

平日的空閒時間我都在忙孤兒疾病中心的東西，週末則會和凱特琳共度兩人時光。我讓自己相信我很健康，相信前幾個月地獄般的經歷不過只是暫時偏離正常美好的生活。

雖然我並沒有著手進行卡索曼氏症研究，但我後來寫了一篇卡索曼氏症患者（我本人）的臨床案例報告。我想要強調突然冒出大量紅痣或櫻桃血管瘤可能是罹患ｉＭＣＤ或ｉＭＣＤ即將復發的徵兆，因為我每次復發時皮膚都會出現大量紅痣。《JAMA皮膚科》（*JAMA Dermatology*）期刊刊登了我寫的那份臨床案例報告，並將我胸口紅痣的照片放在封面，真新奇——我成了封面人物！

我希望能透過宣導紅痣的事讓其他人更早獲得診斷、更早發現復發跡象，讓紅痣成為解開卡索曼氏症謎團的線索之一。我暗自希望當初要我「別管紅痣」的醫師有收到那一期期刊。

我考慮，然後行動。

我開始不再屏氣斂息。

12. 洪水猛獸般的復發

我今天已經喝了兩罐紅牛。
昨晚也有睡飽。
我有很多事要做。
為什麼我這麼累？
為什麼？

二〇一二年四月我在賓夕法尼亞醫院實習時，一切再次上演。那時，病人正在對我說他的膝蓋動了手術之後復元狀況如何，突然地，我對抗了一整天的疲累化為某種熟悉的感覺，我看著病人的嘴唇在動卻完全沒聽到他在說什麼，病房裡的聲音完全消失了，我的腦海一片混亂。我找藉口離開，衝去平常休息時讀書的空房。那間房在醫院改建前就在了，在過去平靜無事的時刻，我總會想像於一七五一年創立這間醫院的班傑明・富蘭克林應該也曾在這個房間待過好多次，搞不好他和我一樣是為了隱私才來這裡，會在這裡摘掉假髮休息片刻。

可是今天占據我思緒的不是醫療史。我需要小睡片刻，也需要平息逐漸攀升的焦慮感。我把門關上，將白袍捲成枕頭湊合著用，設了七分鐘的鬧鐘，然後躺在地上休息。我一邊閉上雙眼，一邊提醒自己：**你每三個星期都會施打司妥昔單抗，那就是你的奇蹟藥物，它能鎖定這個疾病的問題所在，你不可能復發，你只是累了。你只是累了。**

那一晚我沒有採取任何行動，只在心中考慮要不要摸摸看脖子的淋巴結有沒有腫大的跡象。這個想法一點都不理性，因為不知情一點好處都沒有，我總有一天必須伸手檢查自己的脖子，不過我知道這種鴕鳥心態很常見，每個醫師都遇過這種病人，明明早就懷疑身體出了問題，卻因為不想面對事實拖到最後一刻才就醫。我以前常常對這種人感到不耐煩，而現在我懂了。

需要知道的渴望勝出，我摸到了完全不想摸到的東西，脖子兩側都腫起來了。**可是**

很多狀況都有可能造成淋巴結腫大，我心想。這是事實，所以我晚上暫且沒有採取任何行動。

不過隔天一起床，我就寫信給我的醫師，承認我沒有依循建議在一月接受能偵測新的疾病活動的正子／電腦斷層造影，我向他們解釋自己正忙於孤兒疾病中心的業務和醫學院實習，實在不想花一整個早上去做檢查。但是現在——在原本應進行可及早偵測疾病活動的追蹤檢查的三個月後——我出現了新症狀，醫師叫我隔天立刻去檢查。

那晚和凱特琳聊天時，我和她分享了我的一天並規劃了下一次見面。我沒有提及新症狀的事，我不想讓她擔心，反正應該沒什麼大不了。我沒有如之前所承諾的對她誠實、展現脆弱，我說服自己，每個小病小痛都如實報告只會讓人覺得煩厭，在確定我不只是得了普通感冒或流感之前，她不需要和我一起陷入憂慮漩渦。有了後見之明，現在我明白：我當時就是那麼害怕。

半夜，我一身冷汗地醒來，床單都徹底浸濕了。起床換床單時，我看到了決定性的證據：紅痣又出現了，我的軀幹上到處都是。

我允許自己再次一廂情願的幻想：我不可能復發，因為我有打司妥昔單抗。司妥昔單抗可以預防疾病復發，這是李醫師說的。就是這樣，我很健康。

一切都很好，必須很好。我知道自己在接受試驗藥物治療時不會復發，我得到了奇蹟，我的罹癌母親未能獲得的奇蹟，很多病患未能獲得的奇蹟。如果司妥昔單抗其實不能阻止我的病或讓它不會復發……

我心中的病患退縮到了黑暗的角落，換成自我診斷的那個我掌舵。

隔天，我在前往查房的路上用手機打開正子／電腦斷層造影結果，結果顯示我的淋巴結腫到跟我第一次住院時一樣大，而且代謝活動增加了。這是復發的徵兆，應該立刻抽血做進一步檢查，並投與司妥昔單抗。如果是我的病人出現這些狀況，我一定會這樣建議對方，可是我仍然是那個頑固的我：我向醫師解釋我必須先完成進行中的臨床實習，除此之外，AMF星期五要在洛利舉辦年度募款餐會，還有很多東西要準備；事實上我星期一還有一場重要的AMF董事會議，所以要等到星期二我才有空去驗血和施打司妥昔單抗。我對凱特琳也用了同一套說詞，對於驗血的重要性輕描淡寫帶過，如同我對自己做的那樣，她有點擔心，但是聽了我對整個情況的解釋——或者說自圓其說——就安心了。

別擔心。我對自己說，也對別人說。**不可能是復發**。

很不幸，醫師相信了我的判斷，最後我在摸到淋巴結腫大的一星期後才去驗血，結果顯示多項數值異常。我們追蹤的指標中最重要的是C反應蛋白（C-reactive protein，

ＣＲＰ），它是發炎和免疫系統活化的指標。前三次發作時，ＣＲＰ值是我最可靠的疾病指標，會在病情惡化時飆高，最嚴重時飆到三百以上，然後在我感覺好轉時下降。ＣＲＰ值就是標竿，我去年一整年的ＣＲＰ值都很正常。

結果顯示，我的ＣＲＰ值的確變高了，但是僅微幅上升至十二．七（正常範圍是〇到十）。在ＣＲＰ值曾經飆到三百的情況下，比正常值高了二．七有什麼大不了？我放下心中大石，再次覺得自己大驚小怪，自己只是跟別人一樣得了普通的感冒所以不舒服，畢竟我喉嚨的確有點痛。也許就是因為喉嚨發炎所以ＣＲＰ值才會微幅上升？然而，由於我的淋巴結腫大且出現新活動，我的醫師決定比原訂計畫提早一星期投與司妥昔單抗，以防萬一。

和之前每次輸液時一樣，二姊吉娜坐在旁邊陪我，我則專心用筆電處理ＡＭＦ的信件或孤兒疾病中心的事情。**今天只是普通的一天**，我不斷如此告訴自己。我決定在洛利多待幾天，兩天後再驗一次血，以防萬一。

兩天後，我的ＣＲＰ值飆升到二百二十七，這不但代表我真的復發了，而病情還極為猛烈。不過在這麼短的時間內從十二．七飆升到二百二十七幾乎不可能，所以我和醫師做了任何好醫師在出現奇怪數值時應該做的事：再檢查一次數字。

看起來數字是沒錯的——直到我們回頭檢查上一份報告，發現不同醫院用不同單位標示CRP值。十二·七的單位是毫克／每分升（mg/dL），不是我們習慣的毫克／每公升（mg/L）——我們的小數點放錯地方了，星期二的CRP值其實是一百二十七。

我們應該早就開始恐慌了。

我的iMCD不但復發了，而且強度在短短兩天內翻倍，即使我已經施打了應該要抑制它的藥物。這感覺像是卡索曼氏症在取笑我、玩弄我，向我展示它比我將所有希望押在上面的藥物還要強大。

既然新武器無效，我的醫師又回去用老方法：他們立刻為我施打第二次發作時曾發揮作用的化學治療藥物（**雖然它對第三次發作無效**）。我們現在完全是病急亂投醫。

我整理好情緒，打給凱特琳。不能再找藉口了，這不只是奇怪的感冒，我向她承認我又復發了。我知道她決定和我復合時就理解我的病沒有痊癒，隨時可能復發，但我就是**無法**不覺得自己背叛了她。我實在很不想這麼快就「測試」她，不想讓她煩惱這種事。當時她還住在紐約，不過我們約定好在我和父親飛去小石城之前在費城先見面，之後她再和我兩個姊姊一起去小石城。這會是她第一次看著我對抗iMCD。她要傍晚才能到費城，所以我白天先去逐一拜訪我的醫學院好友——我之前就經歷過這個道別的流程。

凱特琳終於抵達費城時，我已經打起精神，散發正能量。沒錯，我又復發了，不過一再發生的病程中有一點幾乎令人感到安心：對，我之前生病了三次，但我三次都活下來了！我的主治醫師很厲害，他很擅長讓我不要死掉，而且經過耶誕老人的小幫手去年一整年的努力，他一定有很多新招數可以用。

上次來這間醫院已經是十五個月前的事。小石城沒什麼變，至少醫院都沒變，那裡仍然是卡索曼氏症的世界中心，還是充滿各種形式的希望、過於熱切的笑容、有力的握手，還有整齊的翠綠草坪、磚塊與玻璃相間的醫院大樓——代表著快速、有些急迫的服務。

不過我改變了，我多了過去一年累積的智慧，帶著「考慮，行動」的強大意念。我之前就接受過多次化療，我覺得自己什麼都能應付。

我也過度有信心。在小石城的驗血結果比之前在洛利驗出來的數值嚴重很多，卡索曼氏症回來了，而且氣勢十分凶猛，才剛到阿肯色大學醫學院兩天，我的肝、腎、心、肺、骨髓的功能都下降了。我曾在自己和病患身上看過這種異常數字，收過不好的結果和壞消息，但我從來沒有看過這麼多項檢驗結果一次帶來這麼深的失望和那麼明確的意義。我不斷想起這一切是在我接受司妥昔單抗治療期間發生，我失望透頂。

這次復發有兩種可能：

一、某個環節出錯了，我其實沒有施打司妥昔單抗，或是施打劑量錯誤（**我判斷這個可能性不高**）。

二、這種疾病唯一研發中的藥物對我沒效，而我沒有其他治療選項。這也代表醫學界錯了：不是所有iMCD病例的問題都出在IL-6，因此司妥昔單抗不是對每個患者都有效（**我判斷這個的可能性很高**）。

其中一種可能性快速被剔除：詳細核查醫院紀錄後，我們確認我在過去十五個月施打了適當劑量的司妥昔單抗，一切都依計畫進行，但我還是發作了。

我們又回到了原點。醫學界對於iMCD唯一的「了解」並不適用在我身上。不是所有iMCD患者的問題都出在IL-6，司妥昔單抗不是對每個患者都有效，例如對我就沒效。

過去一年來施打的司妥昔單抗，以及幾天前在洛利施打的一劑化學治療藥物顯然對我的病情沒有幫助，所以李醫師決定再次採取「震撼與威懾」療法，立刻投與之前那七種化學治療藥物。和上次一樣，這種雞尾酒療法會鎖定免疫細胞和其他快速分裂的細胞，例如骨髓、毛髮和腸子。

我需要答案。我有可能即將**四度**接近死亡。隨著雞尾酒藥物透過掛在旁邊的點滴架流進我的手臂，我問了李醫師自從我又開始不舒服就一直思考的問題。

「這次復發是什麼造成的？」

「沒人知道。」

「是哪種免疫細胞觸發這種反應？」

「沒人知道。」

為什麼沒人知道？我很想問。

還有，為什麼是我？

最後兩個問題我沒有問出口，周圍的聲響填滿了沉默。醫院從來不會有安靜的時刻，就算在深夜、就算對話戛然而止並獨留對話者默默思考剛才那些話的含義還有那些說不出口的話的時刻。

聽著點滴架傳來的規律嗶嗶聲，我赫然發覺李醫師給我的回應並不是「我不知道」；他可以說「我不確定，讓我查一下……」，然後跑到電腦前面，輸入我的症狀並找到答案；但他沒有那樣說，他是說「沒人知道」。

「有其他研發中的藥物或臨床試驗嗎？」

回答這個最重要的問題時，李醫師的語氣一如既往的冷靜又充滿關懷：「目前沒有。」

「有規劃中的嗎?」

「據我所知沒有。」

李醫師是世界公認的卡索曼氏症權威,可是他不知道是什麼東西觸發或造成這種病,也不知道如何在唯一一種研發中的試驗藥物無效時預防病患復發。這代表沒有人知道答案,沒有上訴機會,沒有更厲害的權威。他代表世界對這種疾病的了解發言並不是自以為是,因為他就是知識;他不只具權威性,他就是權威。

身為醫學生,不管哪種疾病我都能說出前述每個問題的答案,不過這種病我卻答不出來。

「我知道理論上問題出在IL-6的濃度上升,但是我兩次復發時阻斷它都沒有發揮作用,而且我的IL-6的濃度在初次發病和復發時都在正常範圍內。有沒有可能……並不是所有卡索曼氏症案例都和IL-6有關?」

「有可能。」

就這樣。有可能。任何情況都有可能。

我明白他說的話是什麼意思,我很熟悉醫師使用的語言,我也曾經那樣說話:謹慎地說出事實，語帶保留，不把話說死。不過，變成那種說話方式的接收者後，我發現那些話聽起來沒有想像的那麼謹慎或是開放，相反地，感覺那些話語將我拋出房間、拋出醫院，拋進充滿無數可能的世界。什麼都有可能，因為沒人知道緣由。我得靠自己了。

聽話的病患可能會虛心接受李醫師的聲明，但我不接受沒人知道這種回答。我們可以改變某些事情，不能改變某些事情，我們必須有風度地接受事情不能改變的事實，或是因為無法區別兩者差異的無知，不然就是祈禱能找到知道答案的別位專家。然而，我沒有風度，對於iMCD的現實不再無知，也受夠了祈禱。

我以信仰和祈望（或者說狂妄自大）建造的思考架構在那一天倒塌。當李醫師走進來和我理性討論病情，在這個醫師對新生醫師的場合，我相信世界上存在一個看不見的龐大系統，裡面有合作無間的科學家、製藥公司和醫師，努力想辦法治癒我的疾病，應該說治癒每一種疾病。當然有這種東西存在——對吧？

就像耶誕老人和小精靈會努力完成世界上每個乖小孩的願望，我想像對於世界上存在的每個問題都有專業團隊正在某個地方（也許是跟耶誕老人一樣的工作坊）努力想辦法，他們會一直默默努力直到找到答案的那一天，然後將答案用蝴蝶結包得漂漂亮亮的，及時送到你的客廳，然後問題解決，那就是工作坊的魔法。Google的存在強化了這種信念，你能想像到的任何問題Google都能提供解答，通常也有相應的資料佐證，其速度之快、內容之準確，讓人對它提供的答案有信心，雖然答案不一定會令人安心。新聞常常報導醫學上的突破性發展，那也讓這個樂觀的錯覺更加屹立不搖：你以為世界上一定已經有人解開了你能想到的任何醫療疑問，如果沒有，那麼一定有個團隊正在努力研究你的問題、盡快處理你的特定醫療需求：解藥肯定快出現了，無論你有沒有貢獻時間、精力或金錢，新發現就是會自然發生。因為我相信已經有其他人在努力了，所以之前我一直在場邊等待，但是現在我已經無法繼續維持這個錯覺——耶誕老人本人直視著我的眼睛，對我說他沒辦法憑空變出我的禮物、我的解藥。

我突然感覺到一陣噁心，一部分是因為對話的同時緩慢流進靜脈的雞尾酒藥物，一部分是因為我發現我完全無人可以依靠。我嚇壞了，這是我在兩年內第四次邁向死亡，這次我知道我會死掉，因為唯一研發中的藥物對我沒效。殘酷的現實是，醫學界並不了解這種病的基本面向——他們唯一「知道」的事實其實是錯的，而世界上最厲害的專家已經想不到還有什麼治療選項了。

雖然正在攻擊我的器官的免疫系統耗盡了我的精力，雖然累積的毒素和化療讓我無法清楚思考，但我腦海中浮現我短暫的人生中最清楚且最重要的想法：我不能繼續祈望藥物生效，不能繼續依靠前人的研究，也不能繼續祈望會有別人在某處進行研究、獲得突破發展並拯救我的性命。如果我要再次活下來且繼續活下去，我必須離開邊線，起身行動。如果我不挺身對抗疾病、找到解藥，那也沒有別人會做，我很快就會死掉，永遠無法和凱特琳結婚生子。李醫師是卡索曼氏症的世界權威——是耶誕老人本人，但是世界上最厲害的專家也只能掌握世界上所有現有的知識，如果答案還沒有被挖掘出來，那麼最厲害的專家也不可能知道答案。那些答案用Google查不到，禱告也不能幫助我找到知道答案的醫師，因為沒人知道；更糟的是，沒有人在追尋可能有用的線索。李醫師的能力範圍就是世界的限制，現在也成了我的限制，也是其他病患的限制。

我的身體正在死去。我正在打延長賽，我累壞了，不過至少我不再站在邊線，我上場了也知道該怎麼做；我必須增加世界對於iMCD的知識。

我的父親、兩個姊姊和凱特琳坐在病床周圍，李醫師說的每句話他們都聽到了。每個人都雙手抱頭盯著地板，緩慢地眨眼，不斷深呼吸。

「如果我活下來，我要奉獻餘生——不管餘生有多長，找出那些未知的答案，找到解藥。」我打破沉默，說出之前從沒說出口但內心明白是我唯一選項的話；回過頭來看，那句話讓我想起我對母親許下的最後承諾。

我覺得自己聽起來就像誓言要在海灘上作戰[1]的前英國首相邱吉爾那樣有氣勢，但是聽到我宣示要打倒卡索曼氏症，凱特琳和我的家人一點都沒有受到鼓舞，我的宣言沒有獲得任何回應，大家只露出似笑非笑的表情——我之前看過那種笑容，那種抿著唇、閉著眼的勉強微笑。他們只想著讓我撐過這次復發，對逞英雄的行為沒興趣，他們也知道這是另一場延長賽，已經和未來無關。

不能怪他們，我的家人已經眼睜睜看著病魔把我拖到死亡邊界三次。他們也在八年前失去了一些樂觀，當時我母親在接受一年的治療後腦癌還是復發了，當時沒有其他藥物可用，她在幾個月後過世。現在我在相隔十五個月後復發，可是唯一有希望的藥物沒效，大家都對這個情況很熟悉。

可是就在那一刻，我發現我終於受夠了被動的希望，那種癡癡等待耶誕老人送來禮物、於是選擇不行動的那種希望。當然，被動的希望讓我熬過了好幾次復發，如果沒有在李醫師的診所看到那位看起來那麼健康的病患，我應該在第三次復發時就撐不過去了，他的例子給了我繼續努力的希望。

1 編輯註：此為邱吉爾在二次世界大戰期間發表的一篇激勵演講的簡稱，原文為「We Shall Fight on the Beaches」。

但是此刻的我終於明白，單單只有希望通常不夠。以我的例子來說，希望藥物有效以及希望世界上某個研究員會找到iMCD的關鍵阻撓了我的行動。為什麼那個人不能是我？我突然醒悟，我知道通往我希望的結果的路可能會很長，我知道自己很有可能永遠到不了那個終點，但我需要現在就開始往前走。

現在我需要弄清楚要採取什麼行動。當然，沒人能保證我的研究一定會有結果，也不能保證我的餘生不會白白浪費在找尋卡索曼氏症的解答上。事實上，我預期自己應該活不到為自己和其他患者獲得重大突破的那一天，但我想要奮力一搏，畢竟試了才會知道。我要讓每一秒都很充實，我在四度延長賽的目標不只是要努力活下去，還要努力讓其他數千位和我罹患同一種病的病友延長壽命。

很快，我開始感受到希望和行動相互循環的力量：我愈是想像和凱特琳一起擁有長久未來和生小孩的可能，恐懼和質疑造成的阻礙就愈弱；行動帶來有意義的進展後，會讓我對未來抱持更高的希望；愈是想到好幾千個病友和未來更多的病患，我就愈有行動的動力。「希望」是讓我在人生這個階段採取行動的必要條件和燃料：恐懼使人崩潰，質疑讓人失去方寸，而希望能開闢出道路，讓人看到更多機會和選擇，有空間打造架構。我的希望來自家人給我的力量，來自凱特琳給我的力量，還有最重要的，在發現沒有其他人會行動後下定決心主動把握希望。透過「考慮，行動」，我將希望「程序化」，將希望化為每天都能採取的行動。希望不是某種需要小心保存的東西，希望很強大，比我強大，我為了活下去將盡全力抓住它。

多年前，我在母親皮包裡找到教宗聖若望保祿二世的演說稿，我一直將他提到的「因著盼望不被擊倒」解讀為因為相信盼望和禱告會成真所以不被擊倒，只需要相信並等待；我以為採取行動幾乎可以說和那句話正好相反。我後來找到那場演說的其他內容，他後面又說：

> 幸福需透過犧牲取得，不要向外界尋求存於內心的事物，不要期待別人做你自己能做到、蒙召應做的事。

我在發現自己應該根據希望、帶著希望，並透過希望行動之後，才真正因著盼望不被擊倒——我知道我需要做什麼。

不過我得先處理更要緊的事：我和護士要了卓弗蘭（Zofran）藥劑來處理我的噁心嘔吐感。一直處在想吐的狀況下實在很難解開致命怪病謎團，特別是我只是個低等的醫學生。接著我請吉娜去要我的血液檢查結果，她擦乾眼淚，立刻起身行動，積極想要做任何能幫到弟弟的事。我要先拿到檢驗結果才能開始研究這種病，還有預估再過多久我就會因為腎臟衰竭和肝臟衰竭而喪失能力——或者死亡。

然後，我開始準備迎戰這個野獸般的疾病。我要再接受三天的持續細胞毒性化療和十七天的間歇化療，很快就會像之前一樣開始大量掉髮。可是我不想等著頭髮再次脫落，不想讓疾病或化療成為掉髮的原因，我不想再當受害者了，這次我要行動，所以我請父親去買電動剃刀，把我的頭髮全剃掉，只留下中間窄窄一排短髮——我一直都想留這種莫霍克髮型。我當初應該也要在臉上塗軍人用的偽裝膏，我在為新的戰鬥準備，我不只要在卡索曼氏症的攻擊中活下來，我還要反擊。

每次照鏡子時，我的軍人頭都會提醒我這一點。

13. 醫學現存的極限

隨著大日子愈來愈近，我愈來愈緊張。

李醫師擔心我的健康狀況可能不夠好，免疫系統不夠強壯，我父親也有同樣的擔憂，他說我需要更多時間休養，不應該倉促決定。李醫師知道我不能去會很失望，晚上帶了我最喜歡的千里達菜來醫院請我吃，那的確帶給我不少安慰。

可是我知道自己必須做什麼，我知道自己許下什麼承諾。

終於，就在大日子的幾天前，李醫師帶著驗血結果過來病房，說我的白血球值達到了我們約定的門檻，時候到了。

我離開醫院，坐上飛機，回到洛利。

我絕對不會錯過班的婚禮。

地毯式轟炸奏效，我又復元了。別問我怎麼做到的，我也不知道；我再次經歷了地獄，又再次重返人間。我們不知道接下來要嘗試什麼療法，但那不重要，因為現在我以班的伴郎身分站在台上，看著台下的賓客，包括我父親、姊姊，還有此生摯愛凱特琳。那天的照片可以看到我頂著新的光頭造型笑得合不攏嘴——不是因為化療落髮，而是我選擇把頭髮剃光——看起來幾乎像是個瘋子。我笑是因為自己能站著以及（大致上）感覺還可以，也因為我和我愛的所有人都到場了，更因為我實現了高中時向班許下的承諾，雖然我原本以為不會實現了。

不過我還有另一個笑的理由。

打美式足球時，研究影片、舉重、操演、訓練、會議、擬定戰略，我在準備過程中獲得的純粹快樂可能比實際上場比賽還要多很多。AMF對我來說也一樣，我很喜歡在辦公室的白板上寫寫畫畫，和大家一起腦力激盪，思考怎麼擴展觸及對象或改善服務內容。以前讀書時我有個奇怪的癖好（至少我的朋友都覺得很怪），我很喜歡在圖書館找張長桌坐下，旁邊放一疊課本，手裡拿著鉛筆，將筆記紙整齊地一字排開，準備開始念書馬拉松。

在婚禮上的那個笑容是知道自己即將幹大事的人的笑容，是風暴之前的笑容。第四回合結束，我已經考慮好了，現在該行動了。我覺得自己像是電影《神鬼認證》第四幕裡的傑森．包恩：遍體鱗傷，滿身是血，但心中已有計畫。退無可退又充滿鬥志的人，是最危險的。

過度專注也有幫助。

◆

在北卡羅萊納州休養幾個星期後，我回到醫學院上課。我會繼續施打司妥昔單抗，並每星期施打這次讓我獲得緩解的七種化學治療藥物的其中三種。我們的推論是，雖然之前單獨投與司妥昔單抗沒有發揮作用，也許搭配化學治療藥物使用就會有效，雖然我的IL-6濃度之前很正常。我沒有把握這策略能不能長久，不過我也沒有其他選擇。

回顧來時路，我發現我人生中發生過的每一件事情都是為了這一刻做準備。那時的我雖然沒有追尋解藥的實際經驗，但是我有工具、有幾近偏執的工作態度，還有打造AMF的回憶，那讓我心中有了藍圖並且有信心自己能夠執行：擔任四分衛的經驗能協助我打造並帶領團隊；在牛津大學讀碩士讓我懂得如何進行研究並回答高度複雜的問題；快念完的醫學院和醫院實習讓我學會醫療語言、疾病機轉，還有獲得需要的訓練；為賓夕法尼亞大學孤兒疾病中心執行策略規劃的經驗讓我能選擇適當戰略。在我以為人生還很長時失去凱特琳，讓我發覺自己永遠不想再失去她，這股迫切感幫助我將人生中最重要的人事物擺在第一位；還有同等重要的，我終於接受展現脆弱的一面是好事，甚至能藉此啟發別人伸出援手；凱特琳和我的家人也給了我最需要的愛與支持。

若想對抗卡索曼氏症，我需要先了解與研究現況：這種病有哪些部分為已知，有什麼進行中的研究，其他罕見疾病團體為了獲得研究進展採取了什麼步驟。我就像剛抵達犯罪現場的警探，快速向現場警察了解他們已經發現的資訊；雖然還沒有人破案，但是他們的詳細調查會是找到線索的關鍵。

雖然卡索曼氏症於一九五四年就被世人發現，但後來我這種亞型在研究上的唯一進展是科學家發現IL-6可能是造成這種疾病的因素。可是對我來說，科學還沒證實IL-6是主因，所以對我來說，自一九五四年之後，真正的進展只是一個失誤。不正確的流行病學和預後出現在廣受信賴的醫療資源上，很諷刺地，包括我發現的那個嚴重過時的最新資訊實證醫學資料庫，而其他網站上的資訊不只過時，根本完全錯誤。卡索曼氏症沒有自己的國際疾病分類碼（International Classification of Diseases，ICD），這表示就算醫師診斷出某人罹患卡索曼氏症也無法用統一的編碼標示相關案例報告，將導致未來的研究人員無從參考，也無法讓更多醫療相關人員了解這種病。很多研究員和醫師用不同的詞語形容卡索曼氏症的亞型，還有一些人根本不區分亞型，這使得讀者搞不清楚研究論文提到的到底是哪種亞型，也無法理解該篇研究結果和之前的其他研究有何關聯。簡而言之，卡索曼氏症的研究現況一團混亂。

和其他方面的混亂相比，混亂在科學中造成的負面影響嚴重很多，因為科學的本質是迭代的，一切都奠基於過去，奠基於前一個實驗、前一個理論和前一個結果。統一用詞和測量單位是科學的必要條件，基本而言，就是必須確定大家都用同樣的方式區別蘋果和橘子。

我很快就發現我罹患的卡索曼氏症亞型iMCD（我們現在知道它占了多發性卡索曼氏症的一半，美國每年總共約一千名新病患）幾乎沒有獲得任何關注或研究資金，其他卡索曼氏症亞型也是如此。事實上，iMCD從來沒有從聯邦政府獲得研究與藥物開發的補助，除此之外，因為它又像自體免疫疾病又像癌症，沒有人知道該把它放在哪個分類，這代表癌症和自體免疫疾病的私人研究贊助單位也不願意贊助相關研究。iMCD是孤兒中的孤兒。

說起來不意外，沒人知道ｉＭＣＤ的病因或是涉及的免疫細胞類型和細胞訊息傳遞路徑，這大大阻礙了藥物探索（drug discovery）。

還有更糟的消息：醫師、研究員和ｉＭＣＤ病患之間存在極大隔閡。李醫師的實驗室是唯一一間專門研究ｉＭＣＤ的實驗室，不過在法國、日本和美國也有研究員偶爾會在研究其他相關疾病時順便研究ｉＭＣＤ。雖然如此，這些研究員大都互不認識，不會分享生物樣本或研究想法，這意味著臨床案例報告和研究的受試者人數通常很少，因此無法產生有意義的研究結果。大部分的血液或組織生物樣本都在進行病人照護所需的檢測後就被丟棄；為了研究而留存下來的生物樣本幾乎全部都被冷凍在世界各地的實驗室，沒有實際用於研究，更別說是用在同一個研究中。除此之外，沒有集中保存資料或生物樣本的資料庫或生物銀行，也沒有人對ｉＭＣＤ的臨床和病理學上的異常進行全面的系統化分類，雖然幾乎所有疾病都經歷過這個步驟。除此之外，相關研究完全沒有組織可言，各方對於這種疾病的運作機制沒有共識，研究員進行研究或提出機制假說時也沒有架構可以參考。

當時唯一針對這種病的研究計畫，是所謂的「全顯ＩＬ－6血液檢查」（panoptic IL-6 blood test）。近期的兩項研究發現很多病患的ＩＬ－6濃度並未上升，因此某些人認為ＩＬ－6的檢驗方式一定不準確。這個論理方式讓我很擔心：只要結果不符預期就認為它肯定有問題，這種想法和科學精神背道而馳。話雖如此，那項研究仍具重要性，可判斷iMCD患者的IL-6值是否真的正常。當然，很有可能病患的IL-6值完全正常，疾病是由其他因素引起。

雖然沒有其他研究計畫，即使有人在嘗試某些藥物後獲得不錯的效果，世界上也沒有任何治療指引、資料庫或登記庫，無法有條理的追蹤並找出其中效果最好的治療選項，這也難怪杜克醫院的醫師在一開始嘗試的療法失敗後不知道還有什麼療法可以試，就連李醫師的武器也有限。有賴於吉崎醫師（還記得那個實驗在自己身上的日本醫師嗎？）在一九八九年的研究中獲得突破性發現，觀察到幾位卡索曼氏症患者的IL-6濃度高於正常人，後來才會出現臨床試驗研究鎖定IL-6的標靶藥物（司妥昔單抗）和鎖定IL-6受體（托珠單抗）的標靶藥物對於治療iMCD的成效。這兩種藥的運作方式類似，所以對其中一種藥物反應不佳的患者用了另一種藥應該也沒效。很遺憾，除了IL-6，沒有人研究其他藥物或潛在標靶，因此那些病患沒有其他藥物可用。

我也發現了為什麼醫師花了那麼久時間才診斷出我究竟得了什麼病。卡索曼氏症的所有亞型都沒有診斷準則（diagnotic criteria），意思是醫師沒有檢核表可以參考，不知道應該執行哪些檢查，或是應該在檢查出現哪些數字時下iMCD的診斷，更糟的是很多疾病，例如淋巴癌、紅斑性狼瘡或單核白血球增多症，可能會表現出類似ｉＭＣＤ的徵兆和症狀，因此，病患只能希望醫師知道有ｉＭＣＤ這種病，希望醫師讀過期刊論文所以知道有哪些檢查可以做，希望醫師知道如何判讀檢查結果。那是錯誤的希望，就像期待飛行員在沒有任何地圖或指引的情況下駕駛他從沒開過的飛機順利在他沒去過的目的地降落。飛行員有可能想辦法成功起飛，飛到目的地並降落，可是他沒有任何可以提升安全抵達的機率的引導。

研究的愈深入，我就愈明白醫學界對於ｉＭＣＤ的認知有多貧乏，繼續這樣下去，不太可能在短期內出現任何有意義的進展。這讓我在智識層面上感到氣餒，在個人層面更是無比絕望，這感覺就像耶誕老人不僅不存在，而且購物中心那個你一直很崇拜的耶誕老人其實是邪惡至極的犯罪首腦。不存在就夠嚴重了，謝謝。

毫無進展並不是因為大家不夠聰明或是沒有意願，相反地，我發現問題是缺乏使命和組織。雖然兩個既有的組織（國際卡索曼氏症組織、卡索曼氏症關愛與研究）會介紹醫學專家給病友，努力提升大眾對這種病的認識以及募集研究資金，但這兩個基金會都沒有扮演罕見疾病最需要的四分衛角色：建立研究社群、統整知識、找出知識的不足之處、列出最有可能獲得成果的研究想法、促成擁有不同專長的人合作，最後朝向解藥邁進。我們需要組成軍隊，背負著相同任務往前衝。我仍然相信解藥可能已經存在，只是我們沒有好好利用；也許拼圖的碎片已經存在，只是分散在世界各地的實驗室，等著我們拼湊起來。

想要治好卡索曼氏症必須面對領導上的挑戰，也必須面對研究上的挑戰，我打算兩個都做。我決定不要改革既有的結構，而是打造全新的東西。

◆

擬定對抗iMCD的計畫時，我第一個想到的討論對象是亞瑟。他大力支持我的計畫，還說歡迎隨時找他討論。他信守了這個承諾，在接下來的六年裡（目前仍然持續中），我們每幾個星期就會碰面討論如何克服科學、組織和合作上的挑戰。亞瑟擁有數十年的生物醫學研究經驗，常常在發生問題前就提醒我可能會面臨什麼挑戰以及有哪些預防措施。當出現無法避免又看似無法克服的挑戰時，我們會有系統地一起想出解決方案，過程中也常常向其他人尋求意見。我當初絕對想不到亞瑟會對我造成這麼大的影響，他是我人生中最棒的導師、同事和朋友。

有鑒於AMF的經驗和亞瑟的睿智建議，我知道最關鍵的第一步是先勘查地形，即了解iMCD的研究現況——也就是嚴重缺乏合作的現實。接下來我需要了解其他疾病用了什麼方式和步驟克服類似的挑戰（在醫學領域裡原創性沒有任何加分作用）。

我找到的資訊並沒有讓我比較心安。喬許的脊索瘤基金會是特例，大多數罕見疾病研究贊助機構的運作模式是先募款，邀請研究員提案解釋他們會如何運用經費去解答重要的研究問題，然後從中選出最佳的企劃案作為贊助對象。這個流程很隨機、缺乏協調，而且很被動，因為那些基金會希望擁有對的專業和對的生物樣本的對的研究員，會在對的時間為對的企劃申請經費。

這種模式很適合美國國家衛生研究院和其他大型經費補助機構，那些組織會收到數千份由世界上最聰明的人提出的計畫案，因此其中評選前幾名的研究計畫很有可能會是相關領域中最重要的研究。可是大部分的罕見疾病沒有國家衛生研究院補助的計畫主持人；只關注一種罕見疾病的基金會可能只能從個位數的申請人中挑選補助對象，當某個領域中有興趣又有資格的研究員寥寥無幾，基金會收到的研究計畫不太可能是最重要的研究或是由最厲害的研究員提出。這不是對研究員的人身攻擊，純粹是數字的問題。這種做法就像癡癡等待天上的星星排成一列，當天上有超多顆星星時，它們的確偶爾會連成一線，但是只有幾顆星星時，那就要等上好一陣子，那實在要等太久了，特別是對罕見疾病患者來說。

那感覺像一點都不急迫的和平時期模式，而我正在打仗。

這種少數人員互相競爭的模式還會造成另一個連鎖反應：通常研究都是由研究員獨立發想規劃，研究之間互無關聯，因此無法發展出適用整個疾病的整體規劃。這也代表生物樣本和研究發想都是列在補助申請書裡讓自己脫穎而出的資產，因此研究員和別人一起研究的動機不高。如果沒有成功申請到經費，那些生物樣本通常會被擱置，等到下次申請時再拿出來，蘊藏無數洞察的生物樣本常常就這樣被擱在一旁——雖然其他研究可能已經快找出解藥了，就差那個關鍵生物樣本。這個情況真的超浪費，那些浪費不是因為惡意或懶惰，而是因為適用常見疾病的大規模模式就是不適用於「較小的」疾病。與罕見疾病不同，常見疾病不一定需要高度跨組織合作，因為單單一個組織的病患人數就足以讓人辨識出其中的規律；可是罕見疾病的患者樣本原本就很稀少，一個人獨立研究做不出什麼成果，大家必須共享樣本才有可能湊到足夠的樣本數，做出有意義的研究。我們需要重新思考整個運作模式、整個研究領域，我們不需要再建立新的隔閡。

我決定同時走兩條路：我要在讀賓夕法尼亞大學醫學院的最後一年進行ｉＭＣＤ的實驗和臨床研究，並和李醫師共同創立卡索曼氏症合作網絡（Castleman Disease Collaborative Network，ＣＤＣＮ），以加速全球卡索曼氏症的研究、診斷和藥物探索，希望最終能為每一位卡索曼氏症患者找到有效的治療方式。我知道這個目標野心很大，但是我有祕密武器。我每星期固定施打三種化學治療藥物，其中兩種藥物原本應該會讓我氣力全失，但是第三種藥物讓我一點都不累，甚至給了我無盡的活力，還有很多衝勁，這代表我每星期剛做完化療的二十四小時內完全不用睡且高度警覺，可以完成超多AMF和CDCN的工作，雖然可能有點倉促。當然，**能夠醒著並保持警覺那麼久不一定代表效率很好**，作為預防措施，凱特琳會幫忙檢查我在活力爆發期間擬的信——我們不希望有太多廢話，太突兀，或是意外地直白。

我在思考CDCN要如何推動研究以更快找到卡索曼氏症的機制、最佳診斷和治療方式時，我想到一個大膽卻簡單的計畫（**至少我以為簡單！**）：與其癡癡等待星星連成一線，我們要手動把星星擺成一列。

首先，我們需要找到世界各地的相關人士，打造能讓他們聚集在一起的全球社群，大家共同努力找出應該優先執行、最具影響力的研究計畫。為了完成這個目標，我們想像出一種線上群眾外包流程，能夠讓任何病患、醫師或研究員提出他們的問題或是他們認為最重要的研究主題，無論提議人本身有沒有能力進行研究。這是新穎的策略，因為醫學研究的慣例是有能力獲得必要經費並擁有研究能力的人提出的研究主題才值得研究；如果某個拿不到經費或無法親自執行計畫的人想到一個研究主題，不管那個想法多麼有潛力都不會有人去執行，而我們不能讓那種事發生。我們也提議建立科學諮詢委員會，專門負責審查從群眾外包管道獲得的研究主題，並根據題目的潛在影響、可行性和在整個領域架構中的合理排序（例如在確定某種特定細胞是卡索曼氏症的致病關鍵之前，不應該直接深入研究那種細胞的內部機制），選出應優先執行的研究。

選出最重要的研究主題後，我們會招募世界上最厲害的研究員執行這些研究。當然，還有一個重要步驟，我們需要聯繫病患並與他們合作，以蒐集樣本和募集資金。完成每一項研究後，我們會特別保留部分時間和資源用於找尋是否有治療其他疾病的美國食品藥物管理局核准藥物，可以拿來鎖定我們研究發現的標靶（例如涉及的細胞類型或分子等）。若有醫師用其他藥物治療 iMCD，我們會有系統地追蹤治療成效，提供未來用藥參考，並判斷哪些藥物有機會進入臨床試驗階段。最後，我們知道將資訊回饋給社群會是維持良好運作的關鍵——分享研究結果能夠讓大家更有意願繼續參與，讓這個流程可以繼續運作下去：蒐集主題，排序，招募專家，執行。

我們提出的架構是最有效率、最有機會在最短時間內獲得突破性進展的做法，簡單來說，我們會串連所有相關人士，然後將過度專注應用在研究上。我們不會被動接受補助申請，並暗自希望會有對的研究員提出對的研究主題，我們會確保對的研究員現在就進行對的研究。第一種做法就像高中宣布招募美式足球隊員，然後開放所有學生報名；第二種做法則像新英格蘭愛國者那種職業球隊找球員的方式，他們會利用策略評估、找出並吸收世界上最厲害且最適合球隊的球員。

要打造能透過群眾外包方式選出最佳研究主題的社群，我需要先找到過去五十年來寫過卡索曼氏症臨床案例報告或論文的每一位作者，換句話說，我需要在Google和國家衛生研究院的公共醫療資料庫搜尋，**大量的搜尋**。我找到約兩千篇標有**卡索曼氏症**標籤的期刊文章，仔細讀過每一篇，蒐集之後要分析的關鍵資料，然後寫信給每個我能找到聯絡信箱的作者。每封信都有我和李醫師的共同署名，我們是合作無間的共同創辦人，能和他變成同事、而不再只是醫師和病人關係的感覺很棒。雖然我只是一個病人和醫學生，但他完全沒有架子，欣然同意和我合作並指導我。雙重署名也讓我在寫信給世界各地的醫師時看起來比較有信譽，我僅表示我是對這個領域有興趣的醫學生，不願揭露我也是患者。花了好幾個月，寫了幾百封信後，我們串連了全球約三百位對卡索曼氏症有興趣的醫師和研究員，讓大家可以透過線上論壇互相交流，同時邀請他們在美國血液學會（American Society of Hematology）二〇一二年十二月於亞特蘭大舉辦的大會和大家見面，因為那場大會是全球規模最大的血液學活動。

大會的前一晚我睡不著，不是因為我才剛施打令我矛盾地充滿能量的化學治療藥物，而是因為我既期待又緊張。這次會議將幫助我們確立目前對卡索曼氏症的認識，提出關於未知部分的假設，而且出席者將成為CDCN科學諮詢委員會的人選。

共三十一位醫師和研究員出席了我們在大會舉辦的會議，是史上最多位醫師和研究員參加的卡索曼氏症會議，比二〇〇五年舉辦的唯一一場卡索曼氏症會議還要多。我的興奮程度不亞於贏得被譽為「體壇奧斯卡」的年度體育卓越表現獎（ESPY Award），看到那些論文作者對我來說就好像看到明星一樣。找到IL-6和iMCD關聯並在自己身上實驗的吉崎醫師和同事從日本遠道而來；我還見到了艾里克．歐克森亨德樂，維基百科列的那篇一九九六年論文的第一作者，就是那篇讓我看到存活率極低後大哭的論文。我也在這次會議中震驚地發現，醫學界對於這種病竟然完全沒有共識，相關研究極為稀缺。

我們在那次會議後不久成立了科學諮詢委員會。我太興奮心急，不斷用問題轟炸那些科學界和臨床界的大人物，某些人開始對我這個什麼都不懂的毛頭小子感到不耐煩，其中一位委員溫柔地將我拉到一旁，向我解釋卡索曼氏症不是任何醫師或研究員的優先事項，我不能對大家的投入程度期待那麼高。幾個星期後，我在別的機構主辦的全日研究會議上台分享後——主辦單位嚴格要求我只能分享身為病人的經歷，可是我還是趁機介紹了CDCN的策略和研究，並得知有些人覺得我或CDCN想改變現狀只是癡心妄想，因為我根本就不屬於那個領域。很多人覺得我應該為既有的實驗室募款以及推動病人權利和疾病知名度就好，一位實驗室經理甚至好心地在會議前重新幫我設計了投影片：我的版本介紹了CDCN如何以各種方式串連起每個相關人士；她的版本完全沒有提到人脈建立，沒有研究方針設立，沒有協同合作。我比較年輕又沒有受過血液腫瘤科的正式專科訓練，感覺大家因此對我提出的計畫可行性抱持懷疑態度，認為CDCN獨特的研究策略幾乎不可能實現。

若不是我真的賭上了人生，體內埋著一顆不定時炸彈，我可能也會同意那些人的看法，可是我是賭上了人生，幾乎能聽到時間在倒數。我知道我做的是對的，聽到有人要我放棄激進的研究路線，推廣病人的權利就好，著實令我惱怒得很。我想向大家解釋並示範的是由於我的雙重身分——受訓中的醫師科學家以及病患——我只能繼續向前衝，我們會陷入這個窘境就是因為原本的做法沒有什麼進展。我明白我在醫學界的名聲可能會受損，但是我真的不在乎，生病解放了我，讓我不再遵循醫學研究的不成文規定；我質疑現狀，質疑醫學界對於我的病的理解，質疑進行研究的方式。身為醫師兼科學家兼病患，我擁有獨特的觀點，能夠看到單一角色看不到的東西，我清楚看見我們這些科學家和醫師並非無所不知，也看到病患有各種想法和擔憂，這些需要成為我們的任務核心。

是的，我們將以不同於其他組織的方式讓病患參與，我們想了解病患想知道哪些答案。你可能也猜得到，病患最想知道的不一定和醫師與研究員一樣，病患比較想知道與生活品質有關的資訊，例如生育能力是否會受到影響，還有能否進行症狀管理好回去上班；另一方面，醫師和研究員則想找到可以作為標靶的細胞類型、溝通路徑和蛋白，好找出延長患者生命的方法——而CDCN的國際研究方針結合了這兩群人的意見。我們也透過社群媒體、線上論壇和定期實體聚會讓病患互相交流，我一直很重視這種交流的力量，多年前在李醫師的候診室見到的那位病患給了我繼續奮鬥下去的自信和支持。

況且，有時候和病患相處比和專業人士相處有趣多了。第一次舉辦線上病患研討會時，我秀出我在網路上找到的扮成城堡的火柴人圖案，我幫他取名為城堡人，並提議讓他成為CDCN的非官方標誌。可是後來有好幾位病患聯絡我，他們都說那個城堡人太瘦小了，城堡人不可能是火柴人，我們經歷那麼多場戰爭，城堡人應該像野獸一樣勇猛！我再同意不過了，後來我們採用了長得更像野獸的城堡人，並在另一場線上病患研討會揭曉新的圖案。過了兩個星期，一名病友在臉書上發布了他將野獸般的城堡人刺在肩膀上的照片，後來有好幾位病患陸續仿效，把他刺在各種部位。如果這不是病患參與，什麼才是病患參與？卡索曼氏症患者一直在等待並肩戰鬥的機會，他們只需要有人登高一呼，我知道我們將一起達成偉大成就。

參加了第一場線上研討會的其中一名患者，後來在CDCN的成長中扮演了關鍵角色。葛瑞格．帕徹科和太太夏琳於二〇〇七年創立了卡索曼氏症關愛與研究（CARE），他和該組織的董事會在推廣疾病認知這方面頗有成效，但是他們還不滿足，他們想協助開發新療法，因此在聽到CDCN的願景時感到十分興奮。研討會結束不久，葛瑞格向我們提議讓CARE和CDCN合併，並以CDCN為存續名稱。我現在明白那個提議有多麼無私大方，在生物醫學研究中有多罕見，因為比起合併，研究團體更常分裂成互相競爭的小團體。罕見疾病的新患者和其家人通常會選擇成立新的基金會，就算已經有其他相關組織存在，因此，一種罕見疾病可能同時有好幾十個各自獨立運作的組織，他們之間通常方針相互矛盾、目標不一致，還要瓜分原本就不多的研究經費。葛瑞格和其他董事會成員做出了大膽決定，他們明明可以維持現況，保有自主性，繼續用熟悉的方式做事，但是卻決定和我這個極為專注的瘋子和超拚命的同事聯手，這就像讓大塊頭演員T先生（於天龍特攻隊影集中飾演怪頭）和天龍特攻隊加入聯合國的維和行動：大家最好做好心理準備，一定會很精彩。他們準備好了。

那麼李醫師、亞瑟和我怎麼決定呢？稍作討論後，應該怎麼做很明顯：我們和他們的目標一致，也就是治癒卡索曼氏症，加上我們的名稱中就有「合作」兩字，所以我們欣然接受葛瑞格的提議，進行合併。

現在來到選出應優先研究的主題的階段。向CDCN成員蒐集了六十個研究主題後，科學諮詢委員會將所有主題進行結合、調整及排名，最後列出二十個重要性最高的研究主題，最重要的研究主題是：找尋可能引發iMCD的病毒。既然人類疱疹病毒第八型相關多發性卡索曼氏症是由病毒引起，而且病毒擁有激發免疫系統過度反應的能力，也許iMCD也是由某種病毒引發，只要找到那個病毒就能很快弄清楚其他好幾個未知的關鍵，例如病毒會藏在哪種細胞內，還有潛在的標靶。

選出最重要的研究問題後，我們聯絡了世界上最厲害的「病毒獵人」研究員。這個步驟符合主動出擊的宗旨，我們不在乎那些研究員有沒有聽過卡索曼氏症，只要他們有能力追查致病病毒就好。

我們心中的第一人選是一位哥倫比亞大學的研究員，他是這種研究的頂尖高手。他同意執行研究，不過前提是我們必須提供二十個iMCD和局部型卡索曼氏症患者的冷凍淋巴結樣本。很少人會將淋巴結切片冷凍，因此我們需要的生物樣本不但來自罕見疾病的罕見亞型，還要以極為罕見的方式保存。透過總共超過三百名成員的CDCN人脈網絡，我們聯絡了世界各地的醫師和研究員，看看能不能找到珍貴的樣本，努力了好幾個月後，位於日本、美國和挪威共七間機構同意捐出二十三個樣本。我們知道這項研究需要花好幾年才會完成，不過至少可以開始了！

◆

我也準備好迎接新的開始。凱特琳和我盡可能撥空去費城或紐約找對方，偶爾我們會約在北卡羅萊納州見面，然後她會陪我去打司妥昔單抗和化學治療藥物。我在好幾年前就已經確定自己想要和她共度餘生，有了她的人生比較幸福美好，我知道她也有同感。自從看到她在我第四次復發時陪在我身邊，我就知道我必須快點將想像化為實際行動！不過我還是很難下定決心。我非常想娶凱特琳，我也知道她想嫁給我，可是這個要求會不會太過分？因為她現在交往的男人已經不是好幾年前那個人生一帆風順、無憂無慮的四分衛了。現在的我是重症患者，每天都要努力爭取才能活著；現在的我是追尋生命的科學家，無法保證一定會成功。雖然我準備好求婚了，但我也考慮過和她分手，將她推開，讓她能和別人過更安穩的輕鬆人生，因為她值得擁有那種人生；可是我知道她會拒絕那種提議，只會更傷心。我已經拒絕她兩次了，不能拒絕她第三次，而且我真的好想成為她的丈夫——我開始挑選訂婚戒指。

我決定在二〇一二年十二月十六日求婚。凱特琳那天要來費城找我，我跟她說我在我們最愛的公園旁邊的餐廳訂了早午餐的位子。我請親朋好友提前在餐廳集合，他們從那裡可以看到公園裡的我們，我計畫在凱特琳點頭後去餐廳和大家一起慶祝。離開公寓前，我去了大樓的收發室一趟，「找到」一張那時七歲的外甥女安寫的卡片，和凱特琳走在公園時我把卡片給了她。

安在卡片正面用各種顏色畫了我、凱特琳和她的火柴人圖畫，卡片裡寫著：

親愛的凱特琳阿姨：

我很期待婚禮，我等不及歡迎妳加入我們家了。

愛妳，

安・瑪莉

備註：我是很棒的花童唷！

因為安和凱特琳的感情很好，所以我覺得讓她參與求婚計畫很重要。不過現在我講到這件事時總會開玩笑說，就算凱特琳原本有所猶豫，她也會因為不想讓安失望而點頭答應。雖然我覺得我們對婚姻有共識，求婚那一刻我還是很緊張，而凱特琳驚訝地用手摀住嘴，完全沒料到我會求婚。

她點頭說好，我們倆喜極而泣。

稍微冷靜下來後，我們走去餐廳和親朋好友慶祝。晚上獨處時，我們花了一些時間討論接下來該怎麼做。她原本在紐約時尚業工作，不過準備好離開了；我在醫學院還剩一個學期，每天都要去醫院實習，忙得焦頭爛額，沒辦法離開費城。那晚，搭上回紐約的火車之前，凱特琳決定馬上向公司提離職預告，在三個月後離職並搬來費城跟我住，同時，她現在也會開始找費城的工作。我們同意至少再等一年再辦婚禮，那樣凱特琳才能先專心處理搬家和找工作的事，不需要同時忙婚禮。我們超興奮！

不過，興奮感很快就消退了。求婚成功一星期後，我做了六個月一次的定期正子／電腦斷層造影，這次完全不敢拖延。除了檢查是否有ｉＭＣＤ活動，正子／電腦斷層造影也能偵測癌細胞，iMCD患者的罹癌風險比一般人高，因此這個功能也很重要。結果顯示我的肝臟長了一顆代謝活動提升的腫瘤，有可能是癌症，醫師覺得那應該不是惡性腫瘤而是一大坨血管，就像我皮膚上的血管瘤，對我說不用擔心，先觀察，六個月後再照一次就好。我記得當時心裡想的是：**檢查結果異常時也不處理，那檢查到底有什麼意義？**我已經被人為失誤、醫師誤判和個人逃避害了太多次，這次我不會相信醫師的判斷，不會暗自祈禱那只是一坨血管，更何況我還有婚禮要辦。意外地，我一點也不害怕。我從先前的經驗學到為了未知的事物擔心只是白費力氣，你可能會因此過度擔心——或者不夠擔心，我覺得把力氣花在弄清楚情況有意義多了。過度專注於獲得診斷讓我完全沒有心力緊張。凱特琳和我持續兩週一次的週末見面，我們討論過檢查結果可能代表的意義，但是她受到我的態度影響，也沒有太擔心。我徵詢了其他醫師，堅持在兩星期後另外再做磁振造影，短短兩星期內，腫瘤變成兩倍大，成長極為快速，說那不是好消息還真是輕描淡寫。磁振造影也確認了那絕對不是一大坨血管，光靠祈禱不可能讓它消失——好險我已經不再被動的希望了。

後續的切片檢查顯示除了iMCD以外，我還得了罕見的癌症EML4-ALK染色體重組型炎性肌纖維母細胞瘤（EML4-ALK-rearranged inflammatory myofibroblastic tumor）。

一開始我嚇壞了，不過我為了對抗iMCD已經累到沒有力氣表現出驚慌，然後我向Google求助：什麼是炎性肌纖維母細胞瘤？我的心情在短短幾分鐘內從恐懼變成樂觀！炎性肌纖維母細胞瘤簡稱IMT，它會釋放IL-6這類的發炎分子，觸發免疫反應，並且造成卡索曼氏症常見的症狀！也許我不是得了iMCD又得IMT的倒楣鬼，也許這顆腫瘤一直都在肝臟裡面，它就是一切問題的源頭。也許這顆腫瘤不是iMCD之外的問題，也許它就是當初觸發免疫反應，讓我罹患iMCD的罪魁禍首。也許只要把它切除我就能和iMCD這個夢魘道別了！也許這是所有iMCD患者的最後一塊拼圖！

切除這顆腫瘤是大手術，所以凱特琳提早兩星期離職並搬來和我住。她是我在二十八歲生日那天陷入昏迷狀態之前最後一個看到的人。我們都很害怕，但我已經準備好和IMT說再見，也許還能藉此終結和iMCD的纏鬥。

花了五小時，用掉三個單位的血液後，外科醫師將我百分之十五的肝臟（包括癌細胞）謹慎地切除，在腹部留下約二十五公分長的疤痕還有疼痛。原應在手術後舒緩疼痛的硬脊膜外腔麻醉放置位置不當，所以我醒來後清清楚楚感受到每一分痛楚，已經不是一到十分可以形容，疼痛量表上最右邊的哭臉也不足以形容那種痛。我的腹部肌肉剛被切開，肝臟被切了一大塊，為了止血，肝臟切口的部分還用氬氣雷射（argon laser，基本上就是一種火焰噴射器）燒過。我整夜盯著時鐘，十五分鐘一到就立刻按按鈕，好讓更多止痛藥物流進我的靜脈，雖然按了好像還是能清楚感受到疼痛。隔天早上放了新導管後，藥物終於發揮效果，劇痛消退。

獲得新的硬脊膜外腔麻醉不久，外科醫師來到病房，對我說他在仔細檢視切除的腫瘤邊緣後，發現有一小塊癌細胞不小心漏掉了。我奮力想坐起身，試圖確定自己沒有聽錯，可是我的肚子只要稍微用力就痛得像被劍刺中。**等一下，你說什麼？你沒有切乾淨？你沒有確認切除完全就縫合了？這是腫瘤外科的基本耶！**我很想大叫，不過我只是深吸一口氣，小聲但堅定地要求他再開一次刀把剩下的癌細胞切乾淨。對於我的懇求他不為所動，他說我的身體狀況無法再動一次手術，反正留在體內的癌細胞很有可能已經被氬氣雷射殺死了。經歷那麼多起起落落讓我累壞了，我放棄爭辯，將命運託付給氬氣雷射。

一恢復的差不多，我就立刻回到醫院和放射科醫師一起檢視先前的影像，看看那顆腫瘤是不是害我生病的關鍵。**會不會是肝臟中的腫瘤引發了iMCD？它是否一直都在？直截了當地說，那顆腫瘤有沒有在之前的影像出現過？**可是無論我們看得多麼仔細都沒有在之前發作所照的片子中找到腫瘤的蹤跡。我繼續找藉口，告訴自己可能只是之前腫瘤太小了所以看不到，但是它一直都在，它就是害我得怪病的元凶。我暗自想，**現在腫瘤沒**

了，也許我的iMCD也好了。不過，我知道這個可能性不大。

我的怪病一再復發，現在又發生驚心動魄又使人虛弱的癌症插曲——宏觀而言，感覺這還真的只是個小插曲——這一切讓我變得短視。我很少安排三個星期以後的行程，而三星期就是施打司妥昔單抗的間隔時間。不過我後來順利及時完成最後幾輪實習，在二〇一三年五月上台參加了醫學院的畢業典禮。那是很開心的場合，我的家人都到場祝賀，包括凱特琳的父母和弟弟。

我努力了好長一段時間，終於有資格進入下一個階段：成為住院醫師。不過另一件事突然變得更有吸引力。

此時我已找出iMCD領域中最關鍵的待回答問題，募集到能回答這些問題的關鍵研究主題，並開始打造推進研究的研究架構，不過還是有很多事要做，還需要做許多調整才能加快速度。另外，我也想探索這個流程能如何幫助其他罕見疾病。雖然很多人無法理解，但是接下來我決定去讀商學院。起初我因為沒有直接去當住院醫師而感到愧疚，畢竟那是醫學院畢業的學生理所當然的下一步，可是差點死掉讓我不再受到世俗眼光的束縛，這次我決定要做自己想做的事，現在就做。我的邏輯是：拯救我自己和其他患者的必要研究遇到的阻礙大多不是醫學上的阻礙，而是商業、策略和管理上的問題。我想為卡索曼氏症打造出最有效率的合作網絡，我也需要繼續進行自己的iMCD研究，時間有限，去當住院醫師會影響到這些計畫的進度。

回想起來，決定不當住院醫師而是先去讀企業管理碩士，表明我對研究的興趣和熱情提升了。身為臨床醫師，我只能祈禱會有能拯救性命的藥品可以用，只能依賴既有的資料進行判斷；身為研究員，我可以自行生成資料並從中找到新發現，找到可以拯救生命的新藥——可能是數千條性命，或是了解某種藥為什麼有效或無效。我會在商學院學習各種必要技巧，讓自己有能力克服生物醫學研究中遇到的阻礙，並逐步修正我的策略，讓卡索曼氏症、甚至是其他罕見疾病的研究更有效率，合作程度更高，更有策略性。

我在秋季進入華頓商學院就讀。

14. 身分轉換

「這個嘛……因為這種病很有意思。我們對它的了解太少，那些病患值得更好的待遇，那些……罹患這種病的病患。」

「我了解，可是為什麼是……那叫什麼？」

「卡索曼氏症。」

「嗯，卡索曼氏症。感覺很隨機，你身邊有人得了那種病嗎？」

「我在醫學院接觸到的。」

進了商學院後，我和別人常常出現這種對話。我沒辦法大方坦承所有真相，我很樂意告訴別人我來讀商學院是為了精進自己，好加速卡索曼氏症的研究和新藥研發，但是對於我自己的故事卻說不出口。

原因很好懂。

我很自傲，不希望受到差別待遇。我不想成為那個「生病的傢伙」，就像夏令營那個隨身攜帶氣喘吸入器、總是被輔導員叫去旁邊看著其他人玩耍的小孩，只不過我得的不是氣喘，而是一種沒人聽過也沒人理解的疾病——連醫學界都覺得這種病很神祕。我的醫學院好友在我生病前就認識我，在我生病後也不離不棄，可是我從來沒有以「生病的傢伙」的身分交過朋友。生病前我一直都是幫忙大家、支持大家的那個朋友，我喜歡那個角色，就和我母親一樣。我不喜歡當需要幫助的人。我意識到許多病患都有過這種感覺，生病的時候就是不一樣，就算不提疾病本身帶來的變幻無常，身為病人讓你和別人不一樣，在很多方面會讓人感到不公平。

我很害怕，生病讓人容易受到攻擊。那次醫學會議的主辦單位要求我只能以病人身分而不是研究員身分分享時我就發現了，生病改變了他人對我的期待，有些人特別質疑我的客觀性，正是因為我把命賭上去了，他們反而不相信我能成為好的領導者。可是我內心深信，知道自己能受益於釐清疾病機制和治療方法只會讓我做事更嚴謹，我不會在獲得顯著性的數據或可以發表在醫學期刊的結果後就止步，我會繼續努力，我必須繼續。而且，我的目標不是獲得職位、研究補助或獎章，我的目標是活下去和拯救其他病友，我會持續做實驗驗證研究結果，直到我相信我的解讀正確，能用來拯救自己和其他人。話雖如此，我還是擔心大家知道我對卡索曼氏症有興趣的真正原因後，就會懷疑我的動機不純正。

現在我明白以前的自己有多麼天真，竟然認為幾個醫學院同學、病患和親人組成的CDCN小型志工團隊擁有必要的技能和時間精力，能夠推動過去六十幾年來發展極為緩慢的領域。想執行野心極大的研究方針並有效串連數百位醫師、研究員和病患需要耗費極多精力和資源，我知道新同學的專業和知識可以幫上很大的忙，特別是在募款和組織外溝通這方面，而我們當時完全沒有經營這一塊，可是我再次因為害怕被「揭發」而不敢作聲，沒有邀請任何商學院同學加入CDCN。我在社群媒體上完全不提這件事，甚至把臉書上的舊照片和提到罹病經歷的文章刪了，就是不想讓在商學院新交的朋友知道我的健康狀況，而每三個星期去北卡羅萊納州打司妥昔單抗時，我總說是要回家「探望家人」（這也是事實）。我私底下拚命工作，希望這個人手嚴重不足的團隊能夠靠自己做出必要的進展。

我應該要學聰明的，不要那麼自傲，不要那麼害怕，應該再實際一點。那時的我自以為已經弄清楚了希望是什麼，自以為看穿希望的病理，以及學會怎麼啟動它，學會怎麼分辨哪種希望會讓人陷於安逸，哪種希望會讓人起身而行。不過那時的我尚未頓悟——在某些社交場合隱瞞病情也許是合理的做法，但是絕口不提我的病讓我對卡索曼氏症的抗爭和人生的其他部分產生隔閡。

◆

雖然隱瞞病情不是最聰明的做法，但是它帶來了還算正面的結果。

我每天都認真用黑色小筆記本仔細記錄出現的症狀：無疲勞；胃口佳；無淋巴結腫大；無紅痣。我還將每星期做的血液檢查數據整理成試算表，一切看起來都沒問題。我還會在上課和小組討論以外的時間，跑去賓夕法尼亞大學的轉譯研究實驗室，在那裡分析血液檢查報告，研究我和其他患者的淋巴結樣本，瘋狂閱讀各種醫學文章。與世隔絕的我發現了讓我震驚的事實，我發現醫學界完全誤會了iMCD，不只誤會，醫學界對這種病的理解和事實完全相反。

頓悟的那一天，我正在認真檢視紅斑性狼瘡和風濕性關節炎等免疫系統疾病的淋巴結影像，那些淋巴結和卡索曼氏症患者的淋巴結特徵幾乎一模一樣。在卡索曼氏症患者身上，專家認為淋巴結出現的腫大與異常代表淋巴結就是這種病的觸發因子和IL-6的來源。換句話說，卡索曼氏症一直被歸類為「淋巴結疾病」，一切問題出自腫大的淋巴結，它會製造過多ＩＬ-６，導致免疫系統過度反應，接著造成肝、腎、心、肺、骨髓等器官功能下降。

不過在紅斑性狼瘡患者身上，大家接受腫大的淋巴結是疾病造成的反應或效果：免疫系統過度反應（通常是因為將正常組織誤判為入侵的外來物），接著免疫細胞大量增殖並製造過量發炎訊號（包括ＩＬ-６），然後這些物質導致器官衰竭，有時會使淋巴結腫大。

檢視影像後，我打給亞瑟，告訴他我觀察到的現象和我的疑問：ｉＭＣＤ是不是有可能跟紅斑性狼瘡一樣，腫大的淋巴結和不尋常的特徵是疾病造成的結果而不是原因？會不會是免疫系統先出問題，而不是淋巴結先出問題？

這個差異可能感覺不大，不過先後順序極為重要，將症狀錯認成病因有可能就是找不到解藥的原因。也許我們的治療方式完全錯了，就像用面皰藥治療水痘一樣錯得離譜。

據我所知，雖然很多人認為ｉＭＣＤ是淋巴結出了問題，這個觀點的理論過程其實完全經不起考驗。有人主張腫大的淋巴結一定是問題所在，因為所有ｉＭＣＤ患者的淋巴結都有腫大跡象並出現特定特徵，這種說法就像主張所有火災一定都是消防員造成的，因為火災現場總是會出現消防員，我們都知道這個邏輯不通。

延續消防員的譬喻，事實上淋巴結就像免疫系統裡的消防局：免疫系統的細胞會在這裡溝通，集體受訓，做好出勤準備。從其他免疫系統問題可得知，淋巴結會因為免疫系統過度反應而變大，無論時間或情境，細胞只要接到指令就會前往淋巴結集合，準備出動。

也沒有任何資料能證實IL-6是造成iMCD病徵和症狀的唯一因素，雖然相關資料原本就很少。沒錯，有些患者的IL-6濃度的確上升了，因此阻斷IL-6在部分患者身上也發揮了作用——包含一些IL-6值偏低或正常的患者，但是也有患者對IL-6阻斷療法沒有反應。另外，出現像我這樣IL-6值偏低或正常的iMCD患者時，大家只覺得那是測量結果有問題，可是新研發的全顯IL-6血液檢查所測出的結果，並沒有比傳統測量方式更高。也許對某些患者來說，IL-6值就算沒有升高也能是發病的關鍵；也許除了IL-6以外還有其他關鍵細胞激素，只是沒人測量過；因此，我主張在新模型中以「細胞激素」取代「IL-6」，並持續鼓勵研究iMCD的人有系統地測量更多種細胞激素。

被醫界廣為接受的舊假說和我提出的新假說的差異不只是益智謎題，這個差異會大大影響治療方式——它很有可能就是我接受過的治療都無效的原因。根據舊模型，治療iMCD時應該用化學藥物殺光淋巴結組織的細胞或者用司妥昔單抗阻斷IL-6，然而用這些療法鎖定這些標靶並不適合每個人，我就是活生生的例子——雖然目前還活著，但我在接受治療後仍然不斷復發。

相反地，如果我的猜測正確，問題其實出在免疫系統過度反應（**雖然我們不知道為什麼會出現過度反應**），那麼應該嘗試用免疫抑制劑（immunosuppressants）進行治療。免疫抑制劑是移植器官患者會施打的藥物，能讓免疫系統不會攻擊救命的外來器官，免疫抑制劑會削弱免疫系統的細胞，讓它們的攻擊力變低，而化學藥物則會殺死所有細胞（無論是好是壞），兩者相比，免疫抑制劑對人體造成的負擔小多了。我很清楚我目前的治療方式符合舊模型，但是我一點都不會懷念「地毯式轟炸」的策略。此時的我仍然每三個星期打一次司妥昔單抗，每星期做一次化療，我只能說感覺糟透了，很難再解釋得更詳細，噁心時實在吐不出什麼優美話語。可惜，我還沒找到替代方案。

我為過度免疫反應提出了四個值得研究的可能病因：某種病毒（**如人類疱疹病毒第八型相關多發性卡索曼氏症**）、癌細胞（**如POEMS症候群相關多發性卡索曼氏症**）、遺傳的基因突變（**如某些自體發炎疾病**）、自體反應性B細胞和／或T細胞（**如自體免疫疾病**）。我和CDCN的幾位同事分享這個新理論，大家的反應卻不怎麼正面，不過我並不意外，雖然CDCN是全新的組織，但成員還是用既有的觀念在做事，畢竟他們大部分都擁有多年寶貴經驗，學習的是傳統的疾病研究方式。不過老實說，我和他們不一樣，我差一點也加入傳統派路線——只是後來發生了意料之外的插曲。

罹患卡索曼氏症並沒有讓我的主張比較符合道德，沒有讓我的想法「比較正確」，沒有讓我成為超級英雄。但是罹病讓我偏離了大家常走的路，然後——直接掉進水溝，而倒在水溝裡，一切看起來都不太一樣。

我能在每次被卡索曼氏症打倒後再站起來，一部分是因為我將專注力放在我的收穫上。這種病極為特殊——沒錯，那就是問題，但是特殊也有優點。在別的情況下，特殊性可能會被誤認成原創性，而原創性是創意的僕人，矽谷從幾十年前就開始鼓勵大家「擺脫傳統思維」，若你能透過和平的方式或冥想做到這一點，那很值得恭賀；但如果經歷多次器官衰竭後才成功擺脫傳統思維，那也算數。

我開始能夠從其他人看不到的角度看事情，還帶著別人都沒有的急迫感。我感覺得到這個新視角開始讓我有所收穫，雖然某些人還不認同我的觀點。

我明白自己現在必須向世界公布我的假說和支持資料，諷刺地，我必須透過史上最傳統的管道做到這件事：我必須將研究結論發表在血液學期刊上，就像過去數百年以來所有的研究員一樣。在那之前，我知道我必須先將資料拿給同事看，請他們評論並挑戰我的邏輯，因為最好的解決方案只會在經過嚴格審視後才出現。我的朋友克里斯・納貝爾為了攻讀博士學位暫時中斷醫學院學業，晚上和週末會幫忙進行CDCN的iMCD研究，因此我請他幫忙看我寫的文章，他找到問題後會和我一起討論修正，協助我完成第一版的論文。接下來才是終極考驗：將論文拿給李醫師審閱。

下一次去小石城進行定期檢查時，我帶著好幾份印好的論文和存著新假說支持資料的筆電前往，看到我在檢查室等待時忙著閱讀打字，弗利茲（我現在都直呼他的名字）已經見怪不怪了。討論完病史、做完理學檢查後，我拿出事前準備的資料，接著，我聽得出來他為了不要打擊我的信心說得很委婉：他覺得很有意思，不過仍抱持懷疑態度。

接下來的六個月，我在上完商學院的課之後常常打給克里斯和弗利茲討論，花了無數個小時修改論文，整理從文獻找到的發現，全部刪掉再寫一次。我們常常意見不合，但大家都勇於表達意見。有些人可能覺得這樣很尷尬，畢竟弗利茲是我的救命恩人，克里斯是我的好友，不過大家會提出不同意見都是為了達到正確的結論，我們都明白這一點。我在健康穩定的狀態下寫了一年多的論文之後，我們終於快要準備好投稿發表了，這篇論文包含了過去的理解、新的可能和未來方向，它的結論也很大膽：我們提出了適用於所有卡索曼氏症亞型的統一術語體系，研究和治療iMCD的新架構，還有關於iMCD成因的假設。這篇論文會成為未來所有研究的根基，我們會驗證論文提出的假設，統一術語體系將會是我們的共通語言。這篇論文的內容很豐富，老實說野心極大，亞瑟（**我仍然每幾個星期就會向他諮詢意見**）建議我們將成果投稿至世界上最有聲望的血液學期刊《血液》（*Blood*），我們只需要再改幾個小地方。

雖然我擔心外界會因為我是病患而不把我當研究員看，但我也可以承認若不是因為生病且不知道四度延長賽會打多久，我應該沒有膽子在職涯初期就提出這麼激進的新典範。醫學界極為重視階級倫理——有時那些規範極為專斷，傳統上只有資深研究員能提出新模型並將初級資料彙整成總結目前假說的文獻回顧文章，特別是出現在《血液》這種醫學期刊裡的文獻回顧文章，但是生病和知道**現在**就得找到解決方法才能活下去的現實，讓我不再受到根深蒂固的傳統拘束。

◆

我愛醫學。我認為每一位醫師都熱愛醫學，就連那些感到倦怠的醫師也是。

我愛檢視現有證據並做出決策，但是卡索曼氏症讓我發現，我更愛生成資料並找出解決方案。我等別人生出找到解決方案的必要資料已經等到不耐煩了，我要用新策略更快地生出更多資料，更快找到更多解決方案。

換句話說，我在商學院學到的知識派上用場了。

能夠回到校園、回到圖書館、回到書堆，我感覺棒極了。我學習各種新事物，研讀非醫療產業的有效合作案例、策略規劃原理、效能改善工具、藥物研發經濟學和談判技巧。我特別喜歡組織心理學家暨華頓商學院教授亞當．格蘭特提出的哲學模型，他依據互動風格將所有人分成給予者和索取者（**我發現研究圈意外地有很多索取者**），而他透過創新大賽（Innovation Tournament）向群眾募集點子的做法，也啟發了我。了解到這麼多釋放潛力的有趣方式，很難不發現醫界有多麼僵化，不只在臨床上，就連研究上也是。

我愈來愈明白生物醫學研究中那種「**讓我們暗自希望擁有對的專業之對的研究員會在對的時間申請對的研究**」的策略有多麼落後，且那種做法的效率和成功率都很低——不過世界上還有很多其他做事的方式！對於罹患罕見疾病的人來說，這是世界上最棒的發現。

最關鍵的是，我學到創新不是藝術，和希望一樣，創新是一股力量。創新以下列方式有系統地進行時最有效率：向相關人士蒐集所有可能點子，有系統地評估並找出優先事項，招募世界上最厲害的人，然後拚命認真執行。聽起來很耳熟嗎？在商學院的課堂上，教授常一再提醒大家「希望不是一種策略」。**那麼為什麼，在攸關性命的生物醫學研究領域大家卻接受用希望當策略？**我心中暗自思量。

◆

距離上次復發已經一年多，這段期間我沒有讓商學院的新朋友知道我的病，不過某一天，突然再也瞞不住了。司妥昔單抗加上每週三種化學藥物（**多次引起反應的雞尾酒療法的其中三種**）沒能讓iMCD不再復發。CRP上升，紅痣變多，血小板驟減，頸部淋巴結腫大，夜間盜汗——卡索曼氏症又來了，令人難以置信，可怕至極的第五次現身。

這次發作也徹底消滅了肝癌是引發iMCD的真正原因的猜想，或者說，希望。不可能是肝癌，因為那顆腫瘤早在八個月前就已經切除了，後續的磁振造影也確認癌症沒有復發，那只是用來安慰自己的代罪羔羊罷了。

我除了可能死亡，另一個可能性是就算活下來也會持續時不時地復發，每次發作都必須放下生活、放下工作、放下朋友、放下凱特琳，每次都讓我更接近死亡。只要想到這一點，我就痛苦無比。

所以我不去想。

說老實話，我得承認我知道這種事早晚會發生。肇因是肝癌的可能性並不大，我在過去一年做的研究也顯示，醫師採取的治療策略無法阻止iMCD復發，幸好過去一年每月定期抽血檢查和對iMCD的新思考觀點即將派上用場，而且我現在有世界各地的同事和科學家可以諮詢。肝癌事件終於讓我爆發，讓我知道我有能力主導自己的照護方式，我不再全然依賴醫師的判斷，暗自希望他們會做出正確的決定——我這樣說完全沒有惡意，畢竟大家對這種病都不了解。就像我在四度延長賽時決定改革研究界，這次我要主掌自己的治療方式，我無法想像再次乖乖躺著成為物品，變成只是一個身體，而且是衰敗的身體。

又再一次，我出現嚴重疲勞和器官衰竭的症狀，不過我在能力範圍內開始行動。我暫時中斷商學院的課業，帶著學到的知識進入我所謂的創業家治療模式（Entrepreneurial Treatment Mode）。我的醫師朋友格蘭特和鄧肯剛從醫學院畢業，他們也都在華頓商學院攻讀企業管理碩士學位，我會和他們講好幾個小時的電話，討論作戰計畫、情境、資料和治療選項。格蘭特在這段期間幫了大忙，因為他有一種幾近強迫的習慣：每次有人說不行，格蘭特就會回應：「為什麼不行？」我是說真的，不管是什麼情境，他每次都會這樣回覆。那不是孩子氣又自以為是的回嘴，正好相反，他天生習慣質疑現況並渴望找到解決方案，真正的解決方案。

態度大變的我、反權威主義的格蘭特，加上兩肋插刀的鄧肯，我們是很特別的三人組。我們發誓在尋找治療方式時將任何東西——任何東西——都列入考量，嚴格檢視所有傳統智慧，不在乎到底是用傳統或創新的方式達成目標。回過頭來看，我們的做法讓我想起亞歷山大大帝和戈耳狄俄斯之結的故事：神諭表示解開繩結之人將統治全亞洲，許多人都挑戰失敗了，而亞歷山大大帝在發現繩結解不開後，直接拔劍將它切成一半。問題解決，預言成真。

我們帶著鬥志研究了美國食品藥物管理局核准過的每一種藥物，無論它們原本的用途是治療癌症還是便祕。就算某種藥原本的用途是驅蟲，或是為了治療胃灼熱而鎖定某種受體，我們會問它還能拿來做什麼？它會不會是我的神奇藥物？

只要我們認為某種藥可能行得通就會想辦法弄到，擁有醫學學位很方便，認識很多醫生和科學家也幫上了大忙。

某方面來說，現在這個時機恰好不過：我可以在處於緩解期時盡情試用各種新藥，不過必須等到我再次復發或是沒有復發才能知道藥物到底有沒有發揮作用；復發期間才有適當的試驗條件，當所有器官衰竭，投藥後馬上就能知道器官功能有沒有改善，也就是藥物有沒有發揮作用。

當然，我們也明白時間寶貴，機會很有限，如果藥物沒有發揮作用我就會死亡。為了避免新藥生效得不夠快，必須盡量保留足夠時間，讓合併藥物化學療法有最後上場機會。

首先，我們必須找出幾個在我發作時異常飆升或驟降的細胞類型、細胞溝通途徑或蛋白，之後才有可能對症下藥，乳癌研究的進展就是很好的例子。乳癌研究中最重要的發現之一，就是乳房腫瘤表面的HER2（人類上皮生長因子第二型接受體）蛋白，科學家發現這個蛋白是某些乳癌細胞存活與否的關鍵，後來針對HER2蛋白過度表現的乳癌細胞研發出效果卓越的標靶藥物。我們需要為iMCD找到類似的「標靶」，不幸地，我們遇到很大的阻礙：我們不知道要鎖定幾百種細胞中的哪幾種，每個細胞表面看起來都像由數千種蛋白組成的森林，每個細胞內部都有數千個透過無數訊息傳遞路徑連結的蛋白，以上每一個部分都可以是標靶，而且每一種細胞類型——更別說每一種蛋白——可能都需要研究好幾年才能破解。

不過，我們還是盡可能利用手邊的資源。我從準備投稿至《血液》期刊的論文資料中尋找可以作為標靶的細胞類型、訊息傳遞路徑或蛋白；接著我們用藥物資料庫搜尋那些候選標靶的美國食品藥物管理局核准藥物，不管它們原本的適應症是什麼。

還有其他條件需要考慮。首先，我們必須排除作用時間較慢的藥物。理想的狀況是針對多位患者進行大型研究，讓每一位病患隨機分配其中一種藥物，再從中找出效果最好的治療方式；可是我們沒有時間，只有一位病患和多種候選藥物，資料也很少。因此，我們也必須考量投藥的順序，這樣先投與的藥物才不會影響我們對後投與藥物的成效解讀。我們必須權衡投藥順序和每一種藥物的成功機率才能做出最佳判斷，但因為沒有任何藥物對iMCD的治療效果的資料可以參考，我們考慮的機率不過只是自己的推測。

最後，我們還需要考量每一種藥物的副作用。在知道某種藥物可能有效的情況下比較容易接受副作用，可是在完全不知道藥物會不會有效的情況下，我們必須盡量限制副作用的發生，而副作用可能也包含死亡。

◆

我迫切想要明確的治療方針。醫師知道所有答案的感覺超棒，毋庸置疑。在別的情境中，這種單向的溝通可能很沒禮貌，但是在診療室完全不會。醫師的速度和自信令人感到安心，速度表示他明確知道該怎麼做，他看過無數個和你一樣的病患，你會沒事的。你可以看一眼掛在牆上的證書就知道他的決策有憑有據；你可以謹記護士說的醫師將病患從鬼門關前救回來的故事；你可以相信上天讓你來到這位醫師面前是有原因的，那是為了讓你能治好病；你可以祈禱上天會引導醫師做出正確的選擇。

必須自己想辦法真的恐怖極了。如果我選擇的選項行不通，另一個選項才是正確答案呢？我會不會漏掉了什麼關鍵資訊而做出錯誤選擇？如果資料錯了呢？如果我的思考方式錯了呢？做了那麼多研究，看了那麼多論文，和專家辯論無數次，畫了無數圖表和決策樹之後，最後卻沒有辦法翻到最後面確認答案，最終結果只有我能負責，而且我必須做出對的選擇才能活下去。可惜我沒有接受住院醫師訓練或實際進行臨床診療，我只在就讀醫學院時照顧過病患，經驗十分有限，實在不足以做出這些重大決定。

一言以蔽之，我很害怕，不過我知道自己可以選擇面對哪些恐懼。從前相信文明社會的耶誕老人理論的我，就像等待奇蹟發生的小朋友，因為小孩子很擅長等待好事發生，也很擅長等待壞事發生。晚上睡覺時，杜鵑花樹枝不停刮著窗戶玻璃，那聲音聽起來愈來愈像怪物的爪子，這時小孩子會有什麼反應？把棉被再拉緊一點，然後……等待天亮。如果他那一晚特別勇敢，也許他會去把父母搖醒，不過話說回來，走廊也有其他可怕的東西等著他。

另一種恐懼是在美式足球比賽前出現的恐懼。沒錯，球員也會害怕，我知道他們絕對不會承認（除非他們已經退休十年、開了幾間車行，已經不需要營造強悍的形象了），但他們會害怕，我們都會害怕。可是那種恐懼會挑起很多其他情緒，那種恐懼會逼迫你行動：在心中複習作戰計畫，回想比賽影片，思考敵隊角衛的弱點，他的腳步每次都會露出破綻。美式足球員不像小孩子只有兩種選項——嚇呆或尋求幫助，他會規劃、他擁有主導權、他會將恐懼化為行動。

恐懼使人無法動彈，但也能使人專注。

◆

這次復發是我第一次有機會測試新假說：iMCD是免疫過度反應引起的疾病，不是淋巴結疾病。先不說別的，這是難得的機會，我很高興能夠趁這次的復發和治療盡可能蒐集資料，讓未來的研究能夠有穩固的臨床證據基礎。我做了淋巴結切片，也抽了血，一塊一塊將我的身體放進實驗室，以供未來使用。我還彙整出一份清單，將約二十種治療選項依成功機率排序。雖然沒有立刻直衝終點，但我正在一步一步往答案前進。

前幾次復發的血液樣本顯示我的T細胞高度活化，T細胞是一種特殊的免疫細胞，是人體免疫軍火庫的關鍵武器，破壞力極強（**如先前所提，改造成CAR-T細胞的T細胞可消滅癌細胞，不過它對正常細胞的破壞力也很強大**）。我們決定接下來應該嘗試鎖定T細胞的藥物。免疫抑制劑環孢素（cyclosporine）是用於預防器官移植排斥反應的美國食品藥物管理局核准藥物，它能削弱T細胞的威力，我甚至聽說CDCN有位日本醫師以前曾嘗試用這種藥治療過幾位iMCD患者並獲得良好成效，我寫信向他詢問更多資訊。和其他治療選項相比，感覺這種藥很有希望：它會鎖定活躍的T細胞、藥效發揮得算快，副作用還不算太糟。

我向家人和凱特琳講解我的計畫，沒想到他們沒有多問細節，全心相信我的做法是對的——真希望我和他們一樣有自信。最後，我打給在北卡羅萊納州幫我施打司妥昔單抗的醫師徵詢他的意見，他沉默了很久。

「考慮到現在你的選項很有限，加上之前試過的藥都無效，這是合理的做法。」環孢素在日本有成功案例，加上副作用不會太嚴重，這兩點讓他稍微安心。

那通電話的同一天下午藥就準備好了，我對環孢素沒有百分之百的信心，不過也沒有更好的選項了。

我期望看到的戲劇化改善並沒有出現，我的身體沒有好轉，不過話說回來，我也沒有惡化。投與環孢素之前，我的CRP值在短短幾天內從四升到十，然後升到四十（我不會再被單位誤導了：正常值的上限真的是十）；投與環孢素後，我的CRP值每天維持在三十五到四十五之間，沒有像之前發作時飆升到一百以上，疲勞、盜汗和高燒等症狀雖然沒有消退，但好像也沒有惡化。考量到之前發作時症狀總是來得又急又快，我們斷定這個高原期代表藥物發揮了作用，所以我們繼續等待。不過，又過了幾天，跟之前每次發作時一樣，我的疲勞開始變嚴重，血液數值也開始惡化。

我第一個選擇的藥物稍微有幫助讓我多了一點自信，因此建議再加上另一種藥物：靜脈注射免疫球蛋白（intravenous immunoglobulin，IVIg），簡稱免疫球蛋白。這種藥單獨使用不是很適合，但我覺得它會是不錯的輔助藥物。免疫球蛋白能夠減緩免疫過度反應也能預防感染，而且它不會殺死淋巴結或其他部位的任何細胞，只會讓免疫反應冷靜下來，所以如果它在我身上發揮作用，那就代表問題出在免疫系統反應，而不是腫大的淋巴結。

施打免疫球蛋白幾個小時後，我立刻感覺好轉，疲勞消退了，噁心也消失了。

我克制住想慶祝的心情。我考慮到那有可能只是心理作用，只是安慰劑效應，也考慮到這種病讓科學家傷了幾十年腦筋，我不太可能就這樣找到治療它的關鍵。

可是我的血液數值毫無疑問大幅改善了，最能反映出病況和發炎程度的指標CRP值從四十二驟降到十，回歸正常值。我只看過CRP值在這麼短的時間內大幅惡化，從沒看過它下降得這麼快，因為完全消滅造成嚴重發炎的東西難度很高，不過血液檢查顯示我們似乎做到了。其他檢驗報告上的紅字，像是血小板、白蛋白、血紅素和腎功能指數，全都回歸到正常值範圍，除了些微疲勞還有盜汗，我又變正常了，這是史上第一次我在沒有使用化療藥物的情況下成功獲得緩解。

我和凱特琳坐在客廳檢視數據時開心得哭了——為了我自己開心，也是為了凱特琳、為了阿肯色州的每個人，為了每個和我分享疾病對他們的影響和他們所知資訊的人。

這個案件還沒有結束，但是劇情開始變得很有意思，卡索曼氏症要大禍臨頭了。

我的狀況大幅改善，狀態甚至好到能在一星期後跑去參加美國血液學會在紐奧良舉辦的二〇一三年度大會。一年前，我們在同一個大會舉辦了第一屆CDCN聚會，第二屆聚會總共有四十五位醫師和研究員從世界各地飛來參加（創下新的出席人數紀錄）。我向與會者介紹了我提出的、用來理解並研究iMCD的全新架構，我高興到了極點——不只是因為恢復健康，也是因為我又變成了單純的研究員。我很感激能有機會當一個略嫌無趣的人，站在投影片前報告，沒有戲劇場面，沒有器官衰竭；報告的尾聲，我提到某位「患者」

的病情很嚴重，不過最近在投與環孢素和免疫球蛋白後狀況大幅改善。到了這種時候，我還是害怕大家的眼光而不敢承認我也是患者，李醫師和其他知道我在說我自己的人從觀眾席對我微笑。

待在紐奧良時，我也去聽了針對七十九名 iMCD 患者進行的司妥昔單抗國際臨床試驗結果發表，這發表對患者來說是大事——雖然研究意義並不是很明確。李醫師是那項研究的計畫主持人，受試者中也有多位CDCN成員，而那項研究是史上唯一的iMCD隨機對照組試驗，也就是醫學界中評估有效性的黃金標準，那項研究極具歷史意義。在接受司托昔單抗治療的實驗組中，超過三分之一病患出現部分或完全反應；另一方面，接受安慰劑的對照組出現反應的比例為零。除此之外，這種藥不會讓病患很不舒服，幾乎沒有副作用。資料很明確：和對照組相比，接受司妥昔單抗治療的病患好轉的比例高很多，這場臨床試驗基本上一定會讓司妥昔單抗獲得美國食品藥物管理局核准，成為美國第一種用於治療 iMCD的藥物，對病人來說是大事。

可是看到還有三分之二的病患並沒有顯著改善讓我很難過，我原本希望是因為我體質特異所以司妥昔單抗才對我無效，可惜有很多病患跟我一樣。我驚訝地發現，所有病患的IL-6都在施打司妥昔單抗後提升，無論藥物對他們有沒有效，因此，司妥昔單抗對我有效的「第一個徵兆」其實一點意義都沒有。另一方面，我似乎快要找到新的突破性療法，那可能就是剩下三分之二病患的奇蹟藥物，我忍不住又覺得自己就像四分衛，需要對球隊負責，需要回應全隊的期許。現在我的身體好多了，在大會結束那一週，和克里斯與弗利茲一起修改要投到《血液》期刊的文章，就在按下期刊網站的送出鍵的那一刻，我的專注力消退，疲勞取而代之，另一個負面想法再次浮出：**我只希望我們的努力能讓世界看見並幫助到其他患者，就算我已經不在世上。**

就在我和凱特琳原訂的婚禮日期的五個月前，一切規劃被徹底打亂。

雖然這次復發我嘗試了新療法並在初期獲得改善，所有症狀在幾個星期後又出現了，全都出現了。我的CRP值飆破一百，器官又開始衰竭；疲勞讓我無法動彈，我的腿部、腹部和肺部出現積水。我妄想自己打敗了野獸，但是我沒有。我再次前往機場，準備飛往小石城，這次有凱特琳陪著我，我父親和兩個姊姊再次在小石城和我碰面。我的各項血液數值再次驟降，一切就像之前每次復發時一樣，不過這次多了不是很愉快的新體驗：我惡化得太快，在醫院電梯裡暈倒了，幸好我爸和凱特琳及時接住往下倒的我——真是恰當的譬喻。二〇一三年的耶誕節，我再次步向死亡，就像前四次發作時一樣。噁心和嘔吐占據了少有的清醒時刻，沒時間測試新的療法了，現在真的進入五度延長賽了，我們又回到那七種化學治療藥物，掛上耶誕布置，準備地毯式轟炸。

我爸又幫我剃了莫霍克頭，他和凱特琳原本希望這個髮型能像上次一樣提振我的士氣，但這次效果沒那麼好。為了讓我打起精神，他們去大賣場買迷你假聖誕樹，可是只買到一顆破破爛爛的桃紅色假樹，只能湊合著用了。

我的血小板值不到七千，比被法蘭西斯科的聽診器撞到額頭那次更低。這些在體內循環的微小細胞負責預防出血，正常來說，數值至少要達到七千的二十倍才能確實發揮效果，我隨時可能因腦出血而喪命，唯一的預兆會是劇烈頭痛，然後就要說再見了——卡索曼氏症終究獲勝。我爸試圖講笑話讓我提振精神，不過我請他停止，因為我笑太用力可能就會死掉。

我的父親、兩個姊姊、凱特琳和岳母派蒂每天都在病房門邊守著，希望會有人送來配對成功的血小板，幸好血小板每天都確實送來了。不過還有一個阻礙——輸注血小板之前必須先讓高燒退下來，因此，我們使用了原始的做法：護士和我的家人每晚都會花好幾個小時用冰袋讓我的身體降溫。

不知為何，我的腎功能並沒有像先前幾次復發時衰退得那麼嚴重，這代表雖然其他器官的功能都退化了，體溫也飆高了，我的腎臟仍然勉強地繼續過濾血液中的毒素，所以我的腦袋還算清醒。這件事有好有壞，老實說，有些時刻我寧願不要那麼清醒。思考沒有什麼實際用處，只會讓疼痛加劇，**我能夠活到娶凱特琳的那天嗎？**這種複雜的想法一點都沒有讓我感到安心。

婚禮邀請函被擱置一旁。

即使每天持續輸注血小板，我的血小板數量還是過低，血液科醫師鼓勵我立臨時遺囑，大家聽到這個建議都很驚恐。那位醫師一踏出病房我立馬望向凱特琳，我想起我去精神科諮詢服務單位實習的第一天遇到的那位病患的妻子，想起淚水從她的臉頰滑落，她沒有擦淚，任憑淚水滴在她兩手抓著的毯子上面，現在凱特琳的眼淚也循著同樣路徑滴了下來。我的臉頰因為藥物副作用而腫脹，就跟那個女人的丈夫一樣，不久後我也很有可能失去自主做出醫療決策的能力。因為我和凱特琳還不是夫妻，見證遺囑的護士不讓她幫忙，所以吉娜自告奮勇幫我將遺願寫在一張空白影印紙上。受到我日漸惡化的狀況還有醫師的暗示影響，凱特琳和她母親哭著走出病房。

我其實很高興凱特琳必須迴避，因為我有個祕密需要吉娜記下來：我知道每次接受化療都會讓精蟲數量大幅減少，所以我在第二輪合併藥物化學療法開始前凍存了精子樣本，希望能用來和凱特琳一起生兒育女並將孩子拉拔長大。我現在深刻明白，我的夢想破滅了。我告訴吉娜精子樣本的事和儲存的位置，並授權她處理，我向她解釋凱特琳並不知道精子樣本的事，因為我不想給她壓力，讓她認為必須在我離開後用樣本做試管嬰兒。

我知道選擇隱瞞聽起來很瘋狂，但是凱特琳知道我多麼渴望和她共組家庭，我不希望她因為我生病而做出任何決定。相反地，我只想先告訴吉娜樣本的事，以免凱特琳問起；如果她真的問起了，再請吉娜讓她使用那份樣本，不過那當然完全不是我想要的，絕對不是，我真正想要的是和凱特琳一起把孩子撫養長大。其他事情相較之下好像都不重要，例如是否同意施行心肺復甦術、對於維生醫療的意願，還有想讓誰繼承我的有限資產。我二姊將所有答案寫了下來，然後我和見證的護士在紙上簽名，一簽完名，在模糊中我又開始想著隨時可能出現的劇烈頭痛，也就是致命腦出血的徵兆，我默默祈禱這個徵兆不會出現。

但，徵兆在隔天早上出現了。我對醫師和護士表示我頭痛，他們立刻明白那代表什麼意思。他們將我推去做電腦斷層掃描，躺在病床上的我看著天花板的日光燈一閃一閃，我知道時候到了，我將思緒全放在凱特琳和家人身上，眼淚滴到了病人袍。為了在腦出血的情況下協助血液回流，醫護人員將我的病床立了起來，就像我們當初為在醫學院遇到的第一位中風病患做的那樣，而他後來在我眼前因類似原因過世。我繼續想著凱特琳和家人，不斷哭泣，想著想著，我突然發現我思考的時間比想像的還要久——檢查完畢，我回到病房了，我並沒有如想像的惡化。掃描顯示沒有腦出血跡象，只有鼻腔嚴重發炎，那應該就是導致頭痛的元凶。是假警報。

和之前一樣，具細胞毒性的化學治療及時戰勝病魔。走過地獄後，我復元了，我很感激，但我知道這不是長久之計——如果真有那種東西的話。我現在更接近化療的終生劑量了，人能夠承受的化療次數有限，那些殲滅健康的藥物應該就是讓我罹患肝癌的元凶。我們也知道化療只能暫時阻擋卡索曼氏症肆虐，我不能繼續在緩解與復發之間來來回回，讓病魔一等到免疫系統恢復就再次攻擊。每次復發就像在玩俄羅斯輪盤，我需要找到新的治療方法徹底阻止病魔。

我的血液數值在新年夜開始顯現出好轉跡象。三年前的新年夜，我被誤認為是我父親懷孕的太太；三年後的這一天，我們喝了氣泡蘋果汁慶祝，甚至在同一層樓走了一圈以茲紀念，晚上九點就睡著了。

我想要回我的人生。

15. 新的賭注

醫療文學中最常出現的老哏，就是頓悟的剎那。過去幾十年來的電視劇好像特別沉迷於這種魔幻的阿基米德式時刻：醫師瞇著眼睛專心看資料（或者揉著眼睛），身體往椅背一靠，然後，他的目光不經意地落在牆上的某張照片，想起了某件事——找到關聯！靈光乍現！他趕緊將書桌清空，開始振筆疾書。Eureka！[1]

可是頓悟的背後有個殘酷的事實：頓悟不會憑空出現，沒有人會瞬間奇蹟似地智商大增；頓悟來自先前堅持不懈的累積，通常來自多年的努力。就像美式足球提升了我的耐痛程度和肌肉量，成為我剛病倒時撐下去的關鍵（我從未想過那些磨練會在這種時刻派上用場），頓悟會以意想不到的方式出現，讓長久以來的努力結出果實。

我極度需要頓悟。

◆

從最後一輪化療恢復清醒後，我突然感受到一股強烈的失望。

不是淋巴癌，是更糟的東西。

司妥昔單抗沒效。

不是肝癌。

每星期輸注化學藥物未能預防它復發。

環孢素沒效。

禱告未能阻止它。

---

1 編輯註：Eureka 源自希臘的感嘆詞，意為「我發現了」或「我找到了」。據傳數學家阿基米德接受國王的委託，要檢測一頂王冠中所用黃金的純度，靈感在阿基米德踏進浴盆的一刻降臨，他瞬間頓悟可以用測定固體在水中排水量的辦法，來確定金冠的比重，便一路興奮大喊：「Eureka!」。

希望未能阻止它。

雖然我以為我的新理論是突破性發現——是一種頓悟，但我還是沒有因此找到有效的治療方式。

我已經使出所有招數，可是卡索曼氏症這次還是獲勝了，唯一讓我活著的東西也正在殺死我——我不能一再接受化療。我再也無法接受在生病與康復之間不斷輪迴，不想拖著殘敗的身體走向健康，走向人生。

我馬上打起精神，我沒有時間沉浸在失望中。雖然我還在醫院休養，但是我和吉娜列出了擁有過去三年半我所有的病歷和剩餘生物樣本的機構，然後她聯絡了每一間機構，請他們將這些珍貴的資料和樣本送到費城。過去我一直冀望那些和我們風格迥異的機構會為我仔細檢驗血液樣本，從資料中找出線索，現在是時候將所有資源集中，並拿出過度專注的本領了。我在商學院第二學期剛開始時病倒住院，後來決定直接休學一學期，我不想假裝一切已經回歸正軌，除非我能找到有效反擊的方法，不然一切都不可能回歸正軌。

出院後，我回到費城，在那裡建立總部。我心中有兩個互相牽連的問題：我和凱特琳是否能在二〇一四年五月二十四日如期舉辦婚禮？應該用什麼藥物預防復發？前者的答案完全取決於後者的答案。

花費好幾個星期的時間，我每天從早上六點工作到半夜，仔細檢視數千頁的病歷紀錄、CDCN研究資料以及卡索曼氏症與免疫系統的相關醫療文獻。凱特琳是我力量和靈感的泉源。她搬到費城後找到了時尚業的業務工作，我很幸運，她可以在家工作，所以我沒有去實驗室時會和她一起在一房一廳的小公寓裡做事。我們工作時不太聊天，但我很喜歡有她在身邊的感覺，每過幾個小時我都會逼自己放下研究，專心和她相處。她會提醒我吃飯，也會提醒我為什麼要做這些：我需要找到新藥物，我們才能舉辦婚禮，共組家庭。

我還是覺得我們應該鎖定的關鍵標靶就在免疫系統裡面。我們已知，每次我復發免疫系統都會失控——這個包含數十億細胞的精密網絡似乎每次都會全面啟動，可是在這麼多細胞當中，我們仍然不知道是哪一種觸發了iMCD或使病情惡化。會不會關鍵不是某種細胞類型，而是不同細胞類型之間共通的訊息傳遞路徑？還是說有像IL-6這樣的單一種分子觸發或激化了iMCD？得先找出標靶才能找到治療方式。

所以我再次踏上尋找標靶之路。首先，我拿出這次復發之初參考過的資料，將復發期間的資料統整進去，再加入一組很重要的資料集——復發前一年我每個月要求做的免疫檢測。我們知道在我病情最嚴重時免疫系統的很多部分會高度活化，不過若觀察長期數值，是否能夠找到真正的導火線呢？我希望能找到任何規律，任何可以協助我發掘新療法的線索。我需要找到病魔的弱點，找到它的致命傷，這代表我必須在數千頁的檢驗數據、醫學文獻和各種報告中找出規律，在一堆雜訊中找到之前沒有人發現的東西。

我在一系列的檢驗報告中找到了重要的線索（至少我過度專注的腦袋這麼認為）。我發現在熟悉的症狀出現前，我的血液就發生了兩個變化，事實上，是症狀出現的好幾個月前便發生了。資料顯示，在還沒出現疲勞症狀、器官還沒開始衰竭前，我體內的T細胞早就開始活化，明明沒有敵人出現卻已經做好大戰的準備。我們之前就觀察到T細胞的活化程度在卡索曼氏症發作時會提升，我們甚至在最近一次復發時鎖定過T細胞，不過那次只有暫時改善。T細胞竟然在症狀出現之前就開始活躍，這一點很有意思。在此同時，血液中另一種蛋白，叫作血管內皮細胞生長因子（vascular endothelial growth factor，VEGF）的濃度也在症狀出現前就開始上升。這種蛋白是血管增生的關鍵，乍看之下和病情沒什麼太大的關聯，也許那只是生物上的雜訊，不是真正的訊號，畢竟衰敗的人體中會發生很多事情，不過那些數字實在難以忽視，因為我血液中的活化T細胞和VEGF的濃度都是正常值上限的十倍。

在這個階段，我們只看了十三種免疫因子的濃度，但別忘了：在醫學中你只能看到你想找的東西。實驗室檢測報告不會回答問題在哪裡？只會回答甲的濃度是多少？乙是否存在？然後醫師或研究員必須將個別資料點拼湊起來，判斷「問題在哪裡」。會不會我們漏掉了其他關鍵因子，因為我們當初根本沒有測量？

而後，先前儲存的血液樣本派上了用場，我檢驗了三百一十五種分子的濃度，那些分子大部分都和免疫系統有關。那些樣本的T細胞活化程度和VEGF濃度也都很高，兩個都是增幅比例占前百分之五的蛋白。

我最近一次復發時已經懷疑T細胞就是問題所在，而在復發前與復發後的兩個獨立資料集裡找到T細胞活化的跡象，讓我確信T細胞就是關鍵。T細胞高度活化這件事也支持我的假說，顯示造成iMCD的根本原因是免疫系統過度反應。也許T細胞在疾病機轉中扮演重要角色，讓疾病擴散到身體各處，畢竟T細胞可以到達人體每個角落。不過第五次發作時，用環孢素抑制T細胞並沒有發揮太大的成效，也許我的T細胞需要用別的方式抑制，或者需要同時攻擊別的標靶。

那麼血管內皮細胞生長因子呢？我對這種蛋白了解不少，因為它是癌症血管增生和增加血流的關鍵角色，從數十年的相關研究中可以得知：癌症腫瘤需要血管內皮細胞生長因子促進血管增生才能獲得足夠的血流量。iMCD會不會有類似的路徑？

我從自己的症狀、iMCD和資料之間拼湊出似乎可信的全新連結，而且一切都始於醫師叫我別管的煩人小東西，就是那些發病時變大、康復時變小的討厭紅痣。血管內皮細胞生長因子很有可能是促使紅痣成長的訊號，我的皮膚反映出身體內部的狀況：失控的血管增生。

回顧以往，VEGF和iMCD的關聯早在多年前就已經顯露，只是沒有人認出來。我開始回想過去沒意識到的各種跡象：國際知名血液病學家伊蓮．札弗醫師曾對我說我的淋巴結是她看過血管最多的；十多歲去看眼科時，眼科醫師說他從沒看過像我一樣血管那麼多的視網膜；我剛進入醫學院時檢查出大腸有一顆良性息肉，裡面塞滿了血管。這些事件很早以前就發生了，比紅痣還早，比肝癌還早，比一切都還早。我很快明白，VEGF很有可能就是讓我每次發作時全身水腫的原因之一，它能打開血管通道導致液體流失，我的眾多症狀終於指向一個共同的原因。

找到VEGF這個新連結最棒的地方是，這個世界上已經有專門用來阻斷它的藥物了，不用毫無根據地碰運氣，那種藥能直接瞄準標靶。VEGF阻斷劑原本用於治療癌症，它能阻礙腫瘤成長需要的血管增生，能讓癌症患者延長好幾個月的壽命，就算是非常難治療的癌症也是，例如我母親得的那種腦癌（很遺憾，VEGF阻斷劑的臨床試驗在她離世後才開始招募試驗者）。對，VEGF阻斷劑的副作用有可能很嚴重，例如嚴重出血或中風，不過話說回來……化療的副作用也很嚴重。這個二〇〇三年尚未研發完成，來不

及救我母親性命的藥物，會不會是我的救命藥物？

先讓我解釋一下基本知識。免疫系統超乎想像的複雜，它是由細胞內部和細胞之間的各種訊息傳遞路徑連結而成的網絡，細胞會透過這些傳遞路徑溝通，指示每個細胞應該何時動起來、何時休息，以達到微妙的平衡。這個系統複雜又細緻，只要一個小地方出問題就有可能引發連鎖反應，導致整個系統崩潰，且很快就崩潰。

人類已經仔細研究、命名、分類並檢驗人體細胞的大部分構造，但這不代表我們已對細胞瞭若指掌——差得遠了，不過我們大致上了解某些細胞正常運作時應該是什麼情況、生病時又會變怎樣，而很多事情都和蛋白有關。

基本上，每一個細胞都是一部機器，就像電腦一樣。為了執行指令，電腦會內建一系列代碼，而每次電腦執行一個指令，例如計算數學題或發出聲音，它都必須仰賴內建的代碼才能達成任務。細胞的狀況也很類似，遺傳密碼是由約三十億個核酸組成的長鏈，它會為大約兩萬個不同的基因編碼，它就是說明書，專門告訴人體如何製造使細胞發揮各種功能所需的每一種蛋白。最驚人的是，這麼大量的代碼全都塞進了用顯微鏡才看得到的微小細胞中，一個細胞的DNA序列完全展開的長度達一．八公尺，卻能緊緊纏繞成染色體，塞進直徑僅〇．〇〇五毫米的空間，因此，如果將你體內所有DNA序列串連起來，長度能繞太陽系兩圈。

另一個驚奇的地方是，這些個別的機器明明有一模一樣的藍圖，可是卻會開始異化、整合並共享資訊，彼此合作無間。根據細胞的類型和收到什麼任務，細胞會利用遺傳密碼製造特定蛋白，那些蛋白會執行當下需要完成的特定任務，可能是促進另一個蛋白做別的事情、和其他蛋白結合，或者是活化其他蛋白。生物學是如此驚人的明確，步驟分明，且一點都不神奇。正如你的電腦，它只能做到安裝了相關軟體或者已內建相關代碼的功能。

可是具體的生物規則在實際應用上卻複雜無比，因為前面提到的假想細胞只是數十億個功能五花八門的細胞的其中一個，這些細胞必須同心協力才能在器官中發揮應有的效果，而這些還只是人體全身三十七兆個細胞的一部分。事實上，提示一個細胞（姑且稱為細胞甲）根據基因說明書製造特定蛋白的訊號，通常來自另一個細胞（姑且稱為細胞乙）分泌的蛋白，細胞乙分泌的蛋白會和細胞甲的蛋白受體結合，然後在細胞中啟動連鎖反應，讓訊號最終到達細胞甲的細胞核，命令細胞甲製造新的蛋白。細胞裡的連鎖反應有點像傳話遊戲或骨牌遊戲，簡單來說，細胞會製造和分泌蛋白，蛋白會和其他細胞的受體結合，啟動一連串複雜的訊息傳遞，命令接收訊號的細胞製造特定蛋白，依此類推，在人體各處同時進行。

上述都是科學上已經確立的事實，但是關於特定蛋白和訊息傳遞路徑在分子層面上的知識，都是在過去二十、三十年才建立的，這代表有一大部分的知識其實和剛從醫學院畢業的菜鳥醫師差不多年輕，這個領域很新，還有很多部分需要釐清。我們對於那些路徑的闡明能力有限，為它們取個好名字的能力也很有限。那些蛋白的名字通常過於技術性，它們的發現起源和抑制藥物等都需要死背才記得起來；雖說如此，我在追尋卡索曼氏症的解藥時，找到了一個將所有資訊直接塞進名字的例子。

回到活化的T細胞和VEGF，我應該試試VEGF阻斷劑嗎？那活化的T細胞怎麼辦？兩者之間有什麼關聯？還是兩者同時上升只是巧合？我們知道活化的T細胞通常不會製造VEGF，那麼活化的T細胞和VEGF是否來自同一個源頭，或者以某種方式互相關聯？我很抗拒使用從來沒用過的VEGF阻斷劑，害怕它只能攻擊iMCD的兩個關鍵之一。

我考慮過用VEGF阻斷劑搭配之前用來鎖定T細胞的地毯式轟炸化療，但我知道那樣做會產生極為可怕的副作用。發病前的我也許能夠承受那種攻擊，但我在多次復發後變得虛弱許多，化學藥物合併VEGF阻斷劑的雙重攻擊只能當作是最後手段。

有沒有其他和T細胞活化以及VEGF上升有關的因子、傳遞路徑或細胞類型呢？

我們之前不知道要尋找、所以還沒發現的東西？

我放下興奮和恐懼，拿出最後一絲專注力。我人在費城，有凱特琳的陪伴，家人的後盾和好友的支持……但最終還是得看我的表現。現在是延長賽，又來了，五度延長賽，而球在我手上。

突然，一連串血管增生的回憶、研究論文和醫學院課程內容全都拼湊了起來，經過多年認真研究，拚命搜尋，遭遇各種打擊信心的假「頓悟」時刻後——

Eureka！

雖然活化的T細胞不會製造VEGF，但是兩者之間的確有關聯。我不需要自己研究，醫學界早就知道製造VEGF以及讓T細胞活化會用到同一條訊息傳遞路徑，它叫作哺乳動物雷帕黴素標靶蛋白（mammalian target of rapamycin，mTOR）。

哺乳動物雷帕黴素標靶蛋白是免疫細胞進入備戰狀態的關鍵，它能活化免疫細胞，使細胞維持活化狀態並增殖；除此之外，它也是使細胞分泌VEGF的關鍵。細胞上的受體接收到啟動訊號後，身為溝通的媒介，mTOR會傳遞訊息使T細胞進入活化狀態或使細胞開始製造VEGF——你可以想像你的細胞中正在進行一場迷你骨牌遊戲，而mTOR就是遊戲中很重要的一大段骨牌。mTOR路徑啟動後，T細胞很快就能轉換成攻擊模式，很多細胞能夠開始製造VEGF；啟動mTOR基本上等於下令要免疫系統動起來，火力全開，無論是對抗健康細胞或癌細胞。

你可能無法理解為什麼我這麼晚才想到這個關鍵，事實上mTOR路徑上還有數百種啟動因子和效果，另外還有數百條路徑和它交疊在一起，所以其實免疫系統不是一場骨牌遊戲，是數百場同時進行的骨牌遊戲，而且其中多場遊戲共用多片骨牌並在多個層面相交。T細胞、VEGF、mTOR三者之間的關聯一點都不明顯，也不一定就是讓我生病的原因。

但這仍然是一條線索。我很想知道，我體內的mTOR是否出現過度反應的狀況？會不會是這個傳遞路徑的開關壞了，導致細胞在沒有敵人入侵的情況下在體內大打內戰？更重要的是，用藥物將mTOR關閉是否能讓T細胞不再活化，讓細胞停止製造VEGF？鎖定mTOR是否能阻止卡索曼氏症這個致命的疾病？已經有人研究出一種叫作西羅莫司（sirolimus）的mTOR抑制劑，它經美國食品藥物管理局核准用於腎臟移植病患。[1]透過阻斷mTOR傳遞路徑，西羅莫司能削弱免疫系統的細胞，讓它們無法攻擊並排斥新

---

1 作者註：也有人研究過這種藥物對另一種罕見疾病淋巴血管平滑肌肉增生症（lymphangioleiomyomatosis）的療效。我的導師、同事兼朋友薇拉·克利姆斯卡亞醫師（Dr. Vera Krymskaya）取得關鍵發現，後來促成西羅莫司的臨床試驗，讓這種藥獲得美國食品藥物管理局核准。

來的器官，當然，這代表服用西羅莫司的病患會因免疫系統變弱而感染風險上升，不過西羅莫司的副作用比我正在考慮的另外兩種藥物小很多。雖然從來沒有人用這種藥治療過iMCD。

西羅莫司又稱雷帕黴素（rapamycin），這個名字來自它的發源地、位於南太平洋的拉帕努伊，拉帕努伊又稱復活節島，或說「那個有巨石像的太平洋島嶼」，雷帕黴素是島上土壤中某種細菌的天然代謝產物。當時製藥公司阿亞斯特為了找到新的抗真菌劑前往多個太平洋島嶼蒐集土壤樣本，後來在距離其他小島一千六百公里以上的復活節島找到了這種物質。復活節島的地理位置那麼偏遠，太平洋上有那麼多個小島，製藥公司原本很有可能錯過這個小島，卻在因緣際會之下發現了那種物質，然後發生了驚人的科學交會。當時科學家一直想搞懂某個最近發現的蛋白複合體有什麼功能，後來發現雷帕黴素會抑制那個蛋白複合體，因此為它取名為哺乳動物雷帕黴素標靶蛋白。生物學終於出現了直接寫出抑制藥物和發現起源的名稱！

不過當時的科學家仍然不清楚mTOR的實際作用是什麼，後來在實驗中用雷帕黴素抑制該蛋白複合體後，科學家才更明白了mTOR的機轉以及雷帕黴素的運作機制。哺乳動物雷帕黴素標靶蛋白就像訊息中心，專門整合多元的細胞訊號並啟動細胞增殖等活動，而雷帕黴素能透過抑制mTOR阻止這些事情發生。多美麗的共生！快速進展的研究顯示，西羅莫司是強大的免疫抑制劑，後來該藥物進行了各種臨床試驗，比較近期的實驗發現西羅莫司可以延長老鼠、狗和其他動物的壽命，愈早投與西羅莫司，動物就能活得愈久。這藥聽起來還真不錯。西羅莫司的故事是獨創力和投資的勝利——偏僻的太平洋島嶼、凶惡的大海、土壤樣本、巨石像的注視——那種努力不懈和強大的想像力只有在野心極大的大型長期計畫中才有可能實現。西羅莫司的故事和它可能對我造成的影響讓我激動不已。

現在，我有一種候選免疫抑制劑，它能同時抑制三個新的鏢靶（mTOR、VEGF和活化的T細胞）。我認真考慮將這種藥物用在自己身上，看看能不能阻止免疫系統失控，進而預防卡索曼氏症的復發，但就像之前說過的，根據醫界對iMCD既有的認知，這種做法並不合理，傳統派一定無法理解我為何想抑制免疫活動，他們會說這是淋巴結疾病，是IL-6過度分泌，只需要阻斷IL-6並用更多的化學藥物摧毀出問題的淋巴結就好。

啊，不過傳統派也忽視了那些紅痣。

採取任何行動之前，我知道必須先檢測我身體組織中的mTOR活化程度。我拿出幾個星期前做的淋巴結組織切片，檢驗其中磷酸化S6次單元（phospho-S6）的濃度，這種蛋白會在mTOR啟動時變多，結果顯示磷酸化S6次單元的濃度大幅提升，mTOR確實啟動了。話雖如此，這仍然不代表阻斷mTOR一定會有療效——沒有血液檢測或其他檢測方式能確定這種做法能否成功，很有可能還有很多其他的傳遞路徑同時啟動，而且我們還不知道為什麼mTOR活化程度會提升。不過我開始覺得T細胞、VEGF、mTOR的連結不只是一種預感，這條線索比其他線索都還要可靠，而這樣就夠了，該行動了。

沒時間規劃正式的臨床試驗，反正資料也不足以支持進行臨床試驗。現有的資料實在太有限，我沒有信心在其他病友身上嘗試這種療法，畢竟有太多未知數了，真的會成功嗎？況且誰知道將像我這麼激烈的免疫系統部分關閉後會不會引發其他問題？這樣做會不會反而讓病情復發？

我前往美國國家衛生研究院拜訪湯姆．奧椎克醫師（Dr. Tom Uldrick），他是CDCN科學諮詢委員會成員，我一直很欽佩他在醫療中以資料為本、以病人為中心的態度。不只以病人為中心，他還大力提倡病人的需求，他就是我要找的人。我和他在國家衛生研究院的馬格努森臨床中心中庭一起看資料，我們兩人的光頭在陽光的照射下閃閃發亮（他的光頭造型比我的好看多了）。馬格努森臨床中心的簡介上面寫著「病人是和臨床中心一起探索的重要夥伴」，那天的會面恰好驗證了這句話。我們見面的地點也具象徵意義：那個中庭在國家衛生研究院頗具盛名，曾有很多人在那裡隨意交流科學點子後獲得靈感，在醫療上獲得突破。事實上，那個中庭位於國家衛生研究院的基礎科學研究大樓、臨床研究大樓和病人照護大樓中間，而我和湯姆正好也在研究和病人照護的交叉口。我們同意用mTOR抑制劑治療是合理的做法，尤其是我現在也沒有其他選項可用；我們考慮過使用類似西羅莫司的其他新藥，不過湯姆提醒我，西羅莫司擁有將近二十五年的安全資料，而且他知道曾經有人使用它成功治療某種腫瘤，那種腫瘤和我的淋巴結一樣出現血管過度增生現象。[1]只不過沒有人用西羅莫司治療過iMCD，還沒有。

凡事都有第一次。

或者換句話說，沒人試過不代表一定不會成功。

或說雖然是你第一次或第二次接生，不代表嬰兒沒辦法順利誕生。在無限種替代治療

1 作者註：對於接受腎臟移植後出現卡波西氏肉瘤的患者，將環孢素換成西羅莫司能持續抑制免疫反應，並使充滿血管的卡波西氏肉瘤消退。

方式之中，T細胞—VEGF—mTOR這條路看起來最有希望成功。也許其他治療選項效果會更好，這需要更多資料才能確認，不過我時日無多，必須盡快開始實際測試。我很堅持不能讓缺乏資料阻礙我成為第一個嘗試這種藥物的人，我必須成為白老鼠。

獲得李醫師首肯後，在二〇一四年二月，我開始將西羅莫司用在離我最近的試驗對象身上：我自己。我決定同時繼續每個月輸注免疫球蛋白，因為上次復發時它發揮了一些效果，我還沒準備好放棄它。

這次我也很害怕。開始服用西羅莫司後，我幾乎立刻注意到好幾個症狀獲得改善，不過由於大部分的血液數值已經恢復正常，我無法取得能證明藥物有效的客觀證據，必須等到復發之間的緩解期變長才能確定它確實發揮了作用——那時我平均九個月復發一次。我只能一邊等待，一邊追蹤症狀和檢驗數據，然後，某件事讓我信心大增：《血液》期刊的編輯寄信給克里斯、弗利茲和我，表示我們只需要再對文章稍作修改，他們就會刊登文章。得知我們的研究能夠刊登在那麼多讀者的平台上令我大感振奮，那對我來說是寶貴的教訓：**永遠**不要停止質疑，**永遠**跟著資料走。「卡索曼氏症是免疫系統疾病」的假說可能是對的，因此西羅莫司可能會有效，雖然要等下去才知道。

我真的很想撐到五月，因為我和凱特琳終於鼓起勇氣寄出婚禮邀請函和正式喜帖，沒辦法回頭了。

16. 組建「特攻隊」

隨著五月二十四日逼近，我的心中有兩大疑問。

問題一：西羅莫司是否能讓我維持緩解狀態？我很懷疑。我會懷疑很合理，過去這幾年的經歷讓我學會對萬事保持懷疑態度，誠如我說過的，我是實證主義者，知道不能看到一項研究就妄下定論，特別是這項研究的受試者只有一位（我）且只進行了幾個星期。我很清楚科學上的突破通常需要花費好幾年才會出現，途中還會發生各種無法預料的事情。過去這幾個星期是我人生中最快樂的時光之一，我做了好多事情，甚至和多位好友一起開車去大峽谷，達成了第一次住院時和班訂下的約定；我和班也慶祝了他太太懷上第一胎，還有我當上孩子的教父。不過快樂時光不一定能持續下去。

問題二：婚禮那天我會有頭髮嗎？我心裡明白頭髮長短不是我最需要擔心的事，但這個問題對我來說和第一個問題同等重要。我很確定凱瑟琳也想過這個問題，雖然她很貼心，從未對我提過這件事。

我不是因為虛榮心才那麼在意頭髮，我只是想讓凱特琳在婚禮那天看到她的大衛。過去這段日子，她無私地陪伴著病患大衛・費根博姆，我的光頭是難以忽視的印記，讓她無法忘記我經歷的一切以及體內潛伏的病魔。我想讓她看到她的大衛，她一開始愛上的大衛（**雖然現在肌肉少了很多**），希望能陪伴她很久的大衛。

頭髮只是剛好很短的大衛。

當然，雖然過去我在醫學研究中一直提倡自己掌控主導權，但是我沒辦法控制頭髮生長的速度，只能等待耶誕老人送來禮物，靜靜地等待，靜靜地希望。這種做法偶爾也會發生效果。

我的頭髮在婚禮前夕長出來了。婚禮當天，伴郎在我的飯店房間梳妝準備，格蘭特在我旁邊刮鬍子，問我需不需要幫我把脖子後面長出來的頭髮剃掉，我拒絕了，因為每根頭髮都很珍貴！和凱特琳走上紅毯時，我看起來幾乎像是留著超級無敵短的平頭。

五月二十四日那天真的好開心，我們因為終於走上紅毯而感到幸福，想到婚禮之前差點破局又更開心了。這感覺像是我們大家一起走過漫長的走廊，最後終於打開了通往幸福的唯一一扇門。我整天都笑得合不攏嘴，我要和我的夢中情人結婚了——這個女人最近才用冰袋堆在我的身體上，彷彿我是超市裡的冷凍鮭魚。她對我說著「無論健康或疾病，至死不渝」之時，我不需猜測她是否真心，我知道她一定會陪著我。她已經做到「疾病」的部分了，我應該不用擔心「健康」的部分。

之前陷入半昏迷狀態時，聽著加護病房各種機器的嗶嗶聲，我不斷夢想著和凱特琳結婚，就算那是臨死前能做的最後一件事。終於步入禮堂的那天，我反而沒有感受到那種急迫感，我只覺得我們終於能夠開啟之前就想過的人生，我們還有好多事情要一起經歷。

婚禮幾乎一切都很完美，不過進行證婚儀式時我鬧了一個小插曲。交換戒指後，不知道為什麼我突然覺得可以吻凱特琳了，因為我考慮要吻她，所以我就行動了……逼得凱特琳連忙舉起手臂阻擋。婚禮賓客一陣爆笑，神父也笑了，說：「別急，之後會讓你吻她。」大概是我還不習慣擁有時間——很多時間，去做任何想做的事，我很期待能夠重新習慣擁有時間的感覺。

我父親也鬧了另一個……小插曲。證婚儀式結束後，大家在舞池跳舞，突然地，音樂停止，我往舞台一看，看到我一直很害怕看到的景象：樂團的吉他在我爸手上。我父親很愛娛樂大家，常常在這種場合上台表演，我們甚至事前就警告過樂團他會做這種事，樂團向我保證絕對不會讓他拿到樂器，還說他們表演生涯二十五年來從來沒有讓賓客上台表演過。我不知道我爸對樂團說了什麼（**或他塞了多大筆的小費**），但是他就站在台上，手中拿著吉他，神情十分得意。

我知道那代表什麼意思。我父親不是感性的人，他不會彈情歌，若要委婉地說，他的幽默感實在兒童不宜。好險他的加勒比海口音很重，除了二十四位來自千里達的賓客以外，沒有人聽得出來他唱的歌詞有多麼不恰當，我差點跳上台把電源全都拔掉，但是我阻止了自己。我們現在人在宴會廳，距離這裡不到二公里就是我最初病倒時和父親待過的加護病房，我想起他全程陪著我、纏著醫生問問題、仔細做筆記、想辦法打電話請人幫忙……當我復發、復發、復發，再復發，他每次都陪著我，從來沒有離開過。我意識到這是他應得的，經歷苦難的不只有我，還有我的家人。這是我的婚禮，我的父親有享受鎂光燈的資格——我才想到這裡，他就趁機唱了關於「有大竹子的男人」和「度蜜月的夫妻」吵著誰應該要「在上面」（**壓著關不起來的行李箱**）的歌曲，至少千里達的親戚笑得很開心。

在婚禮前，我持續進行關於卡索曼氏症的研究——我不會那麼大意，只因找到可能有效的藥物就放鬆警戒，不過ＣＤＣＮ團隊在婚禮過後才真正開始成型，我開始認真招募夥伴，首次將我的親身經歷寫進ＣＤＣＮ的創立故事。之前我一直假裝是因為職業的緣故才對這種病有興趣，現在我終於打破沉默，大聲承認我就是患者。

這聽起來可能是小事，但對我來說是重要的轉捩點，我開始公開談論我的疾病和經歷。我在秋季回到商學院讀書，這次不再試圖對同學和同事隱瞞我的健康狀況，不再有祕密了。我不再堅持將自己切割成兩種截然不同的身分，一個是「嚴肅」的醫師科學家兼企管碩士生，他讀了大學，讀了醫學院，創立ＣＤＣＮ並進行研究；另一個則是生病的我。我同時具有兩個身分，從那一刻起，我知道我永遠都會是這樣。

開始對自己的健康狀況坦承不諱後，許多人對我伸出援手，我也心懷感激地接受了。我開始組織卡索曼氏症特攻隊，就像電影裡那種由各路好手組成的雜牌軍。

不過我們和真正的特攻隊最大差別是，我們沒有錢。卡索曼氏症不僅無法治癒，研究經費也嚴重不足。進入商學院之後，我發現自己之前忽略了這個面向，導致組織無法好好發揮潛力，由幾個醫學院好友、病人和家屬在下班後和週末來幫忙，這種做法實在行不通，更別說我們的年度預算只有一萬五千美元。其他發病率類似的疾病（**如漸凍人症和囊**

狀纖維化）的研究經費是我們的無數倍：漸凍人症研究每年獲得政府和私人機構挹注資金超過五千萬美元，囊狀纖維化則是八千萬美元。那些疾病應該獲得那些經費，也還需要更多！就算我之前沒有注意到這一點，現在也看得一清二楚了：我們單靠自己做不到，畢竟和類似的罕見疾病相比，我們的經費不及他們的五千分之一。如果真的想要打敗卡索曼氏症，CDCN必須擴大規模，不能只招募直接受到疾病影響的人；我們需要讓更多人知道這種病的存在，讓它不再是世界上最常見但卻默默無名的致命疾病之一。我們需要向社會大眾募集更多研究經費，也需要更多人力執行頗具野心的研究方針。

特攻隊的第一批成員之一、身高兩百公分的商學院同學史蒂芬．亨椎克斯，曾是美國太空總署工程師。他是文字的魔術師，擅長將艱澀難懂的醫療術語變成容易閱讀的文字，讓更多人能夠了解我們的故事；他協助將CDCN網站大改版，打造出全新的線上病患社群；他也擅長指出我的錯誤，我很需要有人做這件事。過去的訓練讓我習慣埋頭研究，比起其他事情，我更想檢視研究結果、尋找新線索、追尋那些線索，但史蒂芬會對我說：「大衛，不能只做研究。」他說的沒錯，二十一世紀的醫學不是超脫世俗，只在實驗室和圖書館裡進行的神聖活動。醫學不只是科學，醫學同時也是倡議。是否能治癒疾病取決於世界上的男男女女是否能夠共同朝著找到解藥的目標努力，取決於有沒有經費，取決於說故事的能力，是史蒂芬讓我了解到這一點。他也很喜歡說生物醫學研究超級需要用新科技和破壞式創新改革並提升效率，就像許多產業過去幾年來做的那樣；他也常說我們意圖改革卡索曼氏症生物醫學研究的方式「不是火箭科學」，[1]其他疾病也應該效仿我們，採用我們提出的可重現架構。這不只是一種譬喻，他可是真的懂火箭科學。

另一個商學院同學西恩・克雷格，是西點軍校畢業的前陸軍軍官、埃克森美孚石油公司專案經理，他帶著一個任務加入CDCN：建立秩序和架構。他建立了線上追蹤進度和強化組織架構的規劃文件，有效地將志工分成多個部門。他正是我們這群烏合之眾需要的人，最棒的是，雖然他外表像野獸般凶悍且有軍人背景，但他和我一樣喜歡芭樂特。英雄識英雄。

巴克萊・尼海爾也是我的商學院同學，他曾當過私募股權投資人，加入我們後協助評估CDCN各專案的「投入成本」——也就是時間、人力和金錢，並督促我們用可量化的方式做事。他希望我們能用數字說服跟他一樣熱愛數字的書呆子，讓他們看到CDCN的價值和影響力。他也是典型的好鬥者，雖然身材沒有其他人那麼高大，但他願意隨時為團隊挺身而出。

席拉・皮爾森是醫療資訊學碩士生，身高一百四十七公分的她和巴克萊一樣好鬥。雖然個頭嬌小，但她可是巨量資料分析的魔術師。席拉天性樂於助人，每天花好幾個小時協助我們將簡單的數字變成可以拯救性命、有意義的洞察。

達斯汀・席林剛完成神經科學博士學位，常常對我所謂的突破性發現提出建設性評論。身為研究阿茲海默症的研究員，他深刻體會科學方法有多重要，還有必須在太興奮之前仔細考查研究結果。他大力推動並親自協助設計嚴謹的大型研究，適用於阿茲海默症或卡索曼氏症這種複雜疾病的大型研究。

傑森・路斯是研究癌症生物學的博士生，我們原本是朋友，後來他也加入了CDCN。加入我們之後，他很快就展現他的超能力之一：他可以立刻在看起來八竿子打不著的想法之間找出關聯。**你知道那個卡索曼氏症的新發現嗎？有一篇二〇〇五年發表的癌症研究論文可能可以解釋它的重要性。分子濃度上升？你知道還有哪些疾病分子濃度也上升了嗎？**生物學錯綜複雜，不同物種和疾病之間常常有許多關聯之處，傑森善用他對生物學的理解來解開各種謎題，有點像身處兩面山壁之間的攀岩高手利用一面山壁的踩點和

1 編輯註：原文為「wasn't rocket science」，意味並不難、不複雜。這裡為雙關語，對應史蒂芬曾為太空總署工程師，故採用直譯。

把手點爬上另一面山壁。我很羨慕他的思考方式，因為過度專注往往讓我只顧直直往前衝。

特攻隊的成員不只有賓夕法尼亞大學研究生，有些最重要的成員從一開始就陪在我身邊。我的岳母派蒂、岳父伯尼和凱特琳也回應了招募令，派蒂擔任CDCN的社群協調員，她是病患、家屬和規模愈來愈大的領導團隊的聯絡窗口，而且她很適合這個職位，負責安撫病患情緒，為志工打氣。伯尼成為諮詢委員會的首位成員及關鍵人物，帶領來自商界、法律界和醫學界的各界領袖為CDCN提供建議。凱特琳負責聯絡事宜，安排各種活動，還有每天為我提供坦率的意見回饋。凱特琳的好友之一瑪麗．祖卡多也加入了我們的組織，她是企業管理碩士生，同時也在全球第二大資產管理公司——先鋒投資集團擔任管理職。瑪麗成功讓原本成效不彰的募款活動起死回生，甚至擴大規模；在我寫下這一頁的此刻，我們終於募到其他類似罕見疾病的年度經費的百分之一金額。雖然瑪麗還有金融業的正職工作，但她後來成為CDCN的無給職營運長，她是這個職位的完美人選，我從來沒見過有人直覺能夠那麼犀利，那麼優雅地將想法轉變成行動，她是行動機器，光是在她身邊就能受到鼓舞。

很快地，開始有賓夕法尼亞大學和家人之外的人也想幫忙，其他病友、家屬、醫師和學生也加入了CDCN領導團隊，大家都沒有拿薪水，每個人每星期會貢獻三到三十個小時，只為達成組織任務：治癒卡索曼氏症。雖然志工貢獻的時間是成功不可或缺的元素，不過大家的多元背景和CDCN的獨特策略，讓我們找到創新解決方案並加快研究進度。CDCN已不同以往，不再只是我的父親、兩個姊姊和凱特琳圍在病床旁，為了讓我活下去拚命追討檢驗報告，還有打給不認識的專家徵求意見。現在我們有了規模，也有了動力。

其中一個幫忙將動力轉變成實際影響的人是拉吉．賈陽森。拉吉在就讀醫學院的第三年iMCD發作，和我一樣差點因器官衰竭死亡。就像我和其他許多病患的親身經歷一樣，頂尖醫學機構的醫師也拿他的病沒轍。後來他們諮詢了國家衛生研究院的湯姆．奧椎克醫師，聽從建議改用合併藥物化學療法等療法之後，拉吉的狀況才開始改善。湯姆認為我們倆的經歷很相似，因此透過電子郵件介紹我跟拉吉認識。

我和拉吉之間的第一次通話講了三個小時，當時是拉吉出院第十一天，就在我的第四次和第五次發作之間。我們立刻因為經歷了同樣駭人的過往找到聯結，一起細數其中驚人地相似的私密細節：我們都在生病前夕注意到快速成長的詭異紅痣，以及我們都有過一種不真實的感覺，明明幾個星期前才以醫學生的身分在醫院走動，現在自己卻變成了病患。

雖然我們的症狀和臨床上的經歷幾乎一模一樣，我們對於各種治療方式的反應卻完全不同，這一點提醒了我卡索曼氏症一點都不直截了當，不能誤以為對我有效的做法對所有人

（或任何一個人）一定也有效。

我是和拉吉對談的第一個卡索曼氏症患者，我知道那代表什麼意義，因為我仍然記得多年前在李醫師的診療室見到的第一名患者。和拉吉的那通電話對我來說也很有意義，拉吉顯然想要盡他所能幫忙找到解藥，在談話尾聲，他請我將寫得最好的卡索曼氏症研究論文傳給他，他要惡補知識。

在那通電話後不久，我在二〇一三年又復發了，這件事促使拉吉加入對抗卡索曼氏症的陣營。聽到我第五次發作時病得有多嚴重，拉吉想起自己之前也是類似的處境，因此他決定從醫學院休學半年，將所有時間和精力貢獻給當時CDCN計畫最重要的部分：將臨床、研究和治療資料統整至中心資料庫以供分析。

我們知道我為了治療iMCD服用的西羅莫司，可能對我和其他患者的人生造成重大影響，因此也好奇還有多少種已經核准上市的藥物可以馬上用來幫助iMCD病患。「藥品仿單標示外使用」是很普遍的做法，可是醫療系統很少記載哪種藥物曾經用於治療哪些疾病以及治療效果，導致其他人無從參考。事實上，幾乎所有病歷系統都沒有設計註記某項藥物是否有效的欄位，即使有，醫師和研究員也只看得到所屬機構收治患者的醫療資料。曾有人試圖進行登錄資料庫的研究和自然史研究，為特定疾病蒐集這些資料，但那些研究常常有很大的問題，使得數據的有用程度有限，因此我們需要找到更好的方法。[1]

我們需要透過有系統地追蹤曾用於治療卡索曼氏症的藥物及治療成效的研究，而且患者人數必須夠多，同時也要盡可能蒐集臨床和實驗室資料，以解開卡索曼氏症的其他謎團（其實所有疾病都應該這樣做）。拉吉欣然同意幫忙設計達到前述目標所需的卡索曼氏症登錄資料庫研究，不過他幾乎沒有前例可以參考，就像醫學的其他領域，原應同心協力治癒疾病的各團體之間有著深刻的隔閡。

為了決定要採取哪種策略，我們分析了二十多項疾病登錄資料庫研究的優劣。有些研究由病人推動，也就是病人需自行上網註冊並輸入資料，由於可以透過網路招募受試者，這種研究的患者人數最多，不過資料品質相對較差也沒那麼詳盡，因為一切資料來自患者的記憶，甚至連多年前住院時的檢驗報告結果也是。

另一種則是由醫師推動的登錄資料庫研究，這種研究是由幾間特定機構的醫師負責登

1 作者註：試圖建立對登錄資料庫（registry study）的研究之前，我們判斷在短時間內獲得洞察的最佳方法是研究公開的iMCD臨床案例報告中的治療資料。我們在案例報告中找到好幾種其他醫師試過的藥物，但是關於藥物成效的資料本質上就有偏差，因為醫師通常只會在新療法有效時發表臨床案例報告（很可惜，醫師和研究員通常不會在成果不如預期時昭告天下），所以我們的研究結論很有可能只是例外，而不是通則。

錄患者資料並輸入相關病歷。這種資料庫成本較高，由於研究對象僅限於在特定機構接受治療的病患，因此通常患者人數較少，不過資料品質和深度優質很多。雖說如此，資料輸入的速度嚴重受限於醫師的忙碌程度。

我們希望能結合這兩種模式的優點，建立新的綜合模型。我們討論了好幾個月後終於拍板定案，恰好就在國家衛生研究院的臨床中心中庭，湯姆、格蘭特、拉吉和我圍在中庭的桌子前討論，而不久前我和湯姆才在附近的桌子討論是否應該使用西羅莫司進行治療。我們的登錄資料庫研究將會由病人推動，世界上任何角落的患者都能自行上網報名，但是我們不會要求病患自己輸入所有資料，而是在取得患者授權後，向他們的醫師取得完整病歷，接著，專業資料分析師會將醫師記載在病歷上的詳細資料輸入至登錄資料庫。這個模式能兼具兩種做法的優點：患者註冊人數較高以及優良資料品質，而且一切能快速進行，因為資料輸入不是由病人或醫療人員負責，而是交給專業人士。

我們花了好幾個月和病人與醫院討論如何執行這種全新的登錄資料庫研究系統，然後我震驚地發現，取得資料需要突破的重重關卡是醫療失靈的一大原因。資料通常已經存在了，等著被蒐集，但是病患或是醫療機構卻自願白白放棄那些資料，要克服這些障礙必須擁有不顧阻撓、勇往直前的意志力，拉吉就有這種意志力，我也有，我們倆都罹患我們希望能治癒的疾病也是原因之一。

不過我們仍然需要資金，像是雇用專業資料分析師就需要很多錢，是時候嘗試和藥廠合作了。和一間大型製藥公司的高層通過幾次電話後，他們表示有興趣，請我們安排和該公司北美辦公室的高層會面，歐洲辦公室的高層則會以電話會議形式參與。這是大好機會，我們希望能讓他們看見我們不只是一群年輕病患和受訓中的醫師科學家，我們有值得他們支持的好點子。我們認真準備提案，然後繼續準備……再準備……最終寫出完美提案，做出最厲害的簡報。經過無數次演練，我們這群不到三十歲的研究生和（剛畢業的）碩士準時在會議開始前走進會議室，卻意外發現會議室的電話線不能用，大家都呆住了，雖然我們每個人都受過多年高等教育，但沒有人知道怎麼解決電話會議的技術問題。一回神，已經過了表定會議時間四分鐘，然後五分鐘，有些人慌忙想辦法，有些人嚇到不知道怎麼辦。

最後，我們選擇用低科技的方法解決：我用自己的手機撥打電話會議號碼，然後將手機傳給大家，讓每個人直接對著手機報告自己負責的部分。我慌張到忘了說我是CDCN的執行董事，也沒提到我最近成為賓夕法尼亞大學醫學院兼任講師，只說了我正在攻讀企業管理碩士學位。雖然我們搗弄了一下才讓電話接上線，但是拉吉和我的滿滿熱情彌補了那些小問題。如果我們是賣小玩意的商人，那場會議的結果一定慘烈無比，但我們不是要賣東西，我們心中燃燒著熊熊烈火，因為這件事必須成功我們才有機會活下去，而會議室的每個人都感受到了。我們後來又去了製藥公司開另一場重要會議，他們同意和CDCN以及賓夕法尼亞大學合作，進行國際登錄資料庫研究。去製藥公司開會時，拉吉已經回去讀書了，所以只有傑森、亞瑟和我一起出席，我們三人離開會議室時差點壓抑不住興奮情緒，一走到大樓外面就爆發了——我們開心地跳上跳下，高聲歡呼（**藥廠高層應該正透過樓上窗戶看著我們呢！**）

開回費城的兩小時車程中，我問傑森願不願意和我跟凱特琳共進晚餐，慶祝今天的成功。他婉拒了，說他必須趕回家準備博士論文口試，口試就在明天，我聽了差點方向盤失控。口試可能是傑森職涯中最重要的一天，他必須介紹過去五年來的研究成果！可是他之前卻沒有對我提這件事，因為他想幫忙，就算必須先把畢業論文口試擺在一旁也在所不惜。他理所當然地高分通過口試，後來受邀至世界頂尖癌症研究實驗室之一——麻省理工學院及哈佛大學布羅德研究所擔任博士後研究員。截至撰文為止，他在生物科技創業投資領域工作，並持續擔任CDCN的無給職科學長。

二〇一五年一月五日是我第五度進入延長賽的一週年，不過我很謹慎，畢竟之前就遇過這種狀況——沒錯，我曾經兩次慶祝緩解期滿一週年，我永遠忘不了慶祝完沒多久就又復發了。

隨著我的緩解期快滿十六個月（**最長的個人紀錄**），我開始出現輕微的流感症狀。凱特琳很擔心，甚至請假陪我，讓我們能隨時出去玩……或是去小石城。但是我的驗血結果看起來一直都很好，我在第五次發作時發現的會顯示VEGF上升和T細胞活化程度的發炎標記數值都很正常，我只是得了流感。沒有人像我這樣因為得了流感而感到無比興奮和放心。休息一陣子後，凱特琳終於放下心，又回去上班了。

然後，我跨過了不願面對的十六個月門檻，進入未知領域。我感覺就像災難片裡的人物，之前一直躲在碉堡裡，現在終於爬出來，被陽光照得眼睛睜不開。原來隕石沒有撞地球——威爾．史密斯拯救了世界，或者以我的例子來說，西羅莫司拯救了我。不過我知道這並不代表我永遠不會復發，畢竟那種電影總是會出續集。

17. 所謂的「奇蹟」

「你接下這份工作的話會死。」

我從華頓商學院畢業後，接受了賓夕法尼亞大學醫學院全職助理教授的職位，某個新同事得知後對我說了前面那句話。他應該只是打個比方或是不知道我得了絕症，但是一部分的我內心覺得他講出這麼沒禮貌的話很好笑。我有重要的事情要做，絕不打算死在這個位置上，我很樂於證明他錯了。

當上助理教授後，我幾乎所有的精力都能用來進行並主持研究，努力尋找卡索曼氏症的解藥以及進一步了解免疫系統，地點還剛好就在這段恐怖又驚奇旅程的起點。我會成立並主持研究專案，專案包括所謂的濕式工作台實驗室（wet bench lab），即利用各種儀器處理患者組織、細胞傳遞路徑、模型系統和其他生物材料的實驗室，以及利用電腦進行巨量資料分析的計算實驗室。以科學術語來說，這是轉譯研究：我們對深度臨床資料分析獲得的洞察進行轉譯，從中獲知應該對患者生物樣本做哪些實驗；再將實驗結果轉譯成臨床研究資料，繼續進行實驗；最後，我們試圖將這些資訊轉譯成可以用來治療病患的新藥物或診斷工具。

身為教職員，我也共同指導了一門為期一星期的課程，教導醫學院四年級生什麼是精準醫療，還有間接教導學生如何跳脫框架思考（不需五度瀕臨死亡才學會）。精準醫療又稱為個人化醫療，是疾病管理的新模式，醫師會根據病患的精準基因組成和疾病特性決定治療策略，而不是用同一種方式治療所有罹患同一種病的患者。我就是精準醫療的最佳範例：根據我的血液樣本的研究結果，我選擇用通常開給腎臟移植患者的西羅莫司來治療iMCD，我就是精準醫療的活招牌。

我也正式成為孤兒疾病中心的一員，將我在CDCN特攻隊學到的一切應用於加速罕見疾病的研究發展，同時持續擔任CDCN的無給職執行董事。在我十八歲母親病倒時，我就一直夢想能做這種工作，這份工作常常令我激動無比，不過有時也很令人不快。

我的新辦公室就在我初次發病且差點死掉的同一棟醫院大樓裡。一開始我實在覺得……很不舒服，每次走進醫院我都會出現創傷症候群的症狀，可是我下定決心，要用成功對抗卡索曼氏症的每一個進展取代那幾個星期的痛苦回憶。

很快就出現了第一個進展。二〇一六年三月的某一天，我在短短幾分鐘內收到好幾封電郵和來電，通知我加護病房收治了一名剛診斷出ｉＭＣＤ的病患，他是四十多歲的退伍軍人，名叫蓋瑞。其實那時我已經長達兩年沒有住進加護病房，身為醫師科學家的我也沒有進去過。一開始是無意識的避開，後來變成刻意迴避，我需要和那個地方保持距離，我們過去好長一段時間形影不離，關係不是很好，一直分分合合。

但是現在不能再逃避了，我必須搞清楚我可以怎樣幫助那位病患，然後問他願不願意參加我們的研究。我問了病房號碼，走出辦公室，坐電梯往上兩層樓；我走進病房時，蓋瑞的太太站在窗邊，身後的景色不知為何很眼熟。

我一看到蓋瑞的狀況就嚇傻了，不僅是因為他的病況太嚴重，也是因為他看起來超像病重時的我——他全身腫起，各處接滿了管線和探針，旁邊的血液透析機器努力接替衰竭的腎臟的工作，兩單位的血液正在從靜脈輸注至體內，病房裡還有一台剛取下來但隨時準備再度上場的呼吸器。他太太的眼神流露出痛苦，我也記得那個眼神。

我向他們介紹了我的研究和ＣＤＣＮ的使命。他們已經聽說過ＣＤＣＮ的事，很高興能夠直接認識裡面的人。「我們會打敗這個疾病。」我說。

他們的眼神出現變化，看得出來兩人都很驚訝。他們以為我的年紀會更大，「難以親近，衰弱，寧願躲在顯微鏡後面做研究」，看到我健健康康走進病房讓他們燃起希望，相信蓋瑞也能順利出院。

我對蓋瑞說我正在進行某項研究，他的血液樣本能幫助我們更了解這種病。很少有機會能夠取得尚未開始接受治療的患者樣本，所以他的樣本很珍貴，他同意提供血液樣本，感覺他很高興能夠實際幫上忙。他太虛弱，無法將手抬起來，於是我們將必要文件放在他的手掌下方，讓他能勉強簽名表示同意。

「我們會打敗這個疾病。」我又說了一次。蓋瑞後來跟我說「我們」很重要，和當初的我一樣，原本他覺得被 iMCD 針對的自己必須獨自對抗病魔，可是現在他覺得自己是更大的群體裡的一員。我深有同感。

走出病房時，我恰巧遇見了我住在加護病房時負責照顧我的護士艾敘莉，離開加護病房後我就沒見過她了。「你是大衛嗎？哇，你的氣色真好。你還記得這就是你住過的病房吧？」我這才知道為什麼窗外的景象吸引了我的注意。我不太記得第一次住院的事，但我那時總是盯著窗外，幻想著活下來要做的事。我又回到了最初的起點。

當然，後來很多事情都變了，當初醫師花了好幾個月才弄清楚我到底得了什麼病，蓋瑞才來醫院兩天就被診斷出來了。這不是偶然，也不單單是「希望」的功勞。

六個月前，我在那間加護病房對面的大樓主持了一場CDCN會議，和來自五大洲、八個國家的三十四位iMCD權威專家一起擬定iMCD的診斷準則。在那場會議之前，竟然沒有大家一致認可的檢核表可供醫師判斷病患是否罹患iMCD，明明幾乎每一種疾病都有這種檢核表，偏偏就iMCD和其他亞型的卡索曼氏症沒有。我們花了兩年統整來自二百四十四位患者的資料和生物樣本，並據此建立診斷準則。你應該能想像有三十四位國際專家參與的會議進行得有多「順利」，每個人對診斷準則的內容都有意見，很多人意見相左，有些是對於實質內容的爭議，有些是語言障礙造成的誤解，但我們終究以資料為本，最後成功達成共識，擬出史上第一版iMCD診斷準則，後來於《血液》期刊發表。

距離卡索曼醫師首次發表這種病的文章已經過了六十多年，過了這麼久，現在醫師在判斷病患是否罹患iMCD時才終於有檢核表可以參考，終於擁有標出目的地的地圖和指示。

這是一大勝利，因為不管如何，總得先正確診斷出疾病才能治療病患、拯救性命。缺乏診斷準則的另一個問題是，實際上沒有罹患卡索曼氏症的人可能會被誤判為患者，這會影響卡索曼氏症的研究結果，阻礙疾病研究和新藥開發的進展。正如預期，新出爐的診斷準則大幅縮短了診斷時間，讓研究的疾病識別方式更有系統。

而且我能親眼看到那一切的成果。蓋瑞的醫師根據新的診斷準則建議他做淋巴結切片，而檢驗切片的病理學家正好是為那份論文做出重大貢獻的作者之一。事實上為了研究，我和她檢視了超過一百位iMCD患者的淋巴結組織，所以她一看到蓋瑞的淋巴結就馬上知道他罹患的是iMCD，也有檢核表可以佐證。

最重要的是，因為醫師很快就確定蓋瑞罹患的是iMCD，他立刻開始接受司妥昔單抗治療——美國食品藥物管理局於二〇一四年核准將司妥昔單抗用於治療iMCD，並開始慢慢獲得改善。和我在二〇一〇年初次發病時相比，治療方式已經有了顛覆性的變化。

隨著蓋瑞的病情慢慢好轉，他持續提供血液樣本，讓我們能同時進行實驗，我們驚訝於觀察到的變化：他的T細胞活化程度甚至比我生病時更高，更失控。這個意義很明顯也很可怕，意即他病得非常嚴重。我記得自己當初發病時有多痛苦，看來他甚至比我更痛苦。住院兩個月後，他的狀況終於趨於穩定，於是轉院至復健機構，在那裡重新學習如何走路。我們需要繼續分析樣本，我也喜歡探望他，所以我會定期開車去跟他拿血液樣本，我告訴他在開回費城的路上我會將血液試管放在胸口口袋保溫，他說我就像小心呵護著蛋的母雞。他的評論讓我有了一個主意：也許我回程應該直接坐在上面，反正塑膠製的試管不會破，然後——考慮，行動！（後來我放棄了「母雞孵蛋」的運送方式，因為和其他人討論過後，我得坐在每支試管上才能確保實驗條件一致，為什麼放棄應該很明顯了。）

蓋瑞的案例對我來說是一大勝利，他能活著是因為CDCN、李醫師和我推動的兩大成就：現在全世界用來診斷iMCD的診斷準則，以及司妥昔單抗經美國食品藥物管理局核准用於治療iMCD。因為這些事就在我辦公室的樓上發生，我才有幸親眼看到我們的努力造成的影響。雖然我常常收到醫師和病患寫給我的信，我也很好奇世界上是不是還有其他幾千個病患受益於我們的努力，只要想到這個就感覺超棒的。除此之外，蓋瑞提供的樣本讓我們能夠獲得新的洞察，有機會拯救其他病患的性命。

但在一個月後，卡索曼氏症逼迫我回到現實。持續接受司妥昔單抗治療的蓋瑞還是復發了，所有藥物都沒有效果，醫師被迫用具細胞毒性的化療進行地毯式轟炸（我對這個太熟悉了），但是就連化學藥物也沒能發揮作用。聽到我對蓋瑞太太說還有希望、蓋瑞可以撐過去，加護病房護士趕緊將我拉到一旁，對我說蓋瑞不可能撐過那一晚，我必須克制我的正面態度。

那天回家後，我抱凱特琳抱得比平常還久，和家人講電話也講得比平常更久，我終於體會到這種疾病讓我們愛的人感到多麼害怕無助。不過驚人地，化學藥物在最後一刻發揮作用，蓋瑞的狀況開始好轉，最後他順利出院，已經兩年沒有復發了。將疾病擬人化通常不是好主意，特別是對醫生來說，但是我愈來愈痛恨ｉＭＣＤ雜亂無章的本性。我們已經知道它有多殘忍，也趁它肆虐時蒐集證據了解內部機轉，但是就像我多次的經歷，當它看似隨意地「選擇」在面對某些療法時讓步，面對其他療法不退縮卻又突然撤退，在在顯示我們對這種病的了解多麼有限。

有時候我會因為學習不夠快而感到絕望。愛麗絲是來自波士頓的十二歲小女孩，她在很多方面都跟其他小女孩一樣：在人多的地方會害羞緊張，可是在親朋好友面前很活潑；她喜歡烤蛋糕和餅乾，甚至夢想未來能開一間蛋糕店。不過某一天，她突然出現不知名腹痛和皮膚紅疹，送了好幾次急診還是沒找出病因，就在過完十三歲生日的三天後，愛麗絲跟她母親說她感覺「不太對勁」，後來狀況愈來愈嚴重，她住進了醫院，然後轉到加護病房。當醫師終於診斷出她罹患的是卡索曼氏症，愛麗絲和她母親經歷了我和父親三年前經歷過的情境，她的母親金上網搜尋卡索曼氏症是什麼，但出現的搜尋結果沒什麼幫助。愛麗絲問醫師她會不會沒事，醫師回應：「這個嘛，我們對這種疾病的了解很少，但這不是淋巴癌或其他癌症，所以希望會沒事。」金用盡全力緊握住那一線希望。她從來沒離開過愛麗絲，接下來的八個月愛麗絲大部分的時間都在加護病房，努力對抗卡索曼氏症，可是沒有任何藥物能夠阻止病魔肆虐。

雖然她的醫師努力了好幾個月，想盡辦法用盡各種頂尖工具，愛麗絲最後還是離開了人世。問題不是她應該去別家醫院，或是需要更多時間，或是應該找其他會採取不同做法的醫師，因為根據我們目前對於這種疾病的認知，醫師真的已經束手無策了。令人難過的是，愛麗絲的故事並不少見，雖然她真的很特別，從親朋好友對她的回憶就感受得到，但是她的遭遇並不是罕見個案。她的照片掛在我辦公室的牆上，我每天都會看著那張照片——她原本今年就要滿十八歲了，我猜她應該會用她的招牌紫染奶霜杯子蛋糕慶祝。她的照片，以及其他已經過世或仍然和病魔纏鬥中的患者照片，提醒著我們對於卡索曼氏症的理解還淺得很。

每位卡索曼氏症患者體內都存在顯微鏡下才看得到的微小線索，我們能夠用那些線索來了解這個野獸般的疾病、免疫系統運作的方式，還有如何操控免疫系統來治療卡索曼氏症甚至其他疾病。簡單來說，這種病的解藥就在我們每個人體內，等著被拼湊起來，因此，我們會蒐集病逝患者的病歷和樣本並努力從中找到線索，讓他們遺愛人間，幫助其他病患。

愛麗絲捐出了樣本和資料協助我們對抗卡索曼氏症，她的母親金也加入了ＣＤＣＮ委員會，每年定期舉辦重機募款活動紀念愛麗絲，並為其他年輕卡索曼氏症患者募款。金每天都在創造希望，我們都很感激她。

18. 奇蹟創生於自己

浮士德的故事是這樣的：浮士德是一個博士，他對自己擁有的知識並不滿意（他的知識已經很豐富了），因此選擇與魔鬼交易，他會得到世界上所有的知識，還有相隨而來的權力和歡愉，代價是他的靈魂。這算是不錯的交易，直到他被一群前來討債的惡魔拉進地獄。

在罹患卡索曼氏症之前，我所受的教育和未來職涯都承諾賦予我至高權威。我們活在追求個人主義的世俗時代，但醫療的符號真的完全沒有神聖意味嗎？白袍和醫藥之神亞希彼斯的權杖，[1]候診室和診療室，醫師的宣告和潦草寫下的指令——我原本已經準備好加入那個崇高階級，挖掘古老悠久的知識，我原本會成為生與死的工具。

然後我自己的生命變得極為脆弱，幾乎像是身處地獄，所以我做了應當做的事：我向至高無上的醫學懇求。我得到了錯誤的答案，我再次懇求，又得到錯誤的答案。我沒有死，但那是天意。

然後，我不再相信世界上有無所不知的醫療體制。

我使出反向浮士德。

我拒絕相信有任何機構擁有所有答案或是代表世界上存在的所有知識。我不再希望解決方案會從天而降；我不再懇求神奇又神祕的權威人物賦予我知識，而是自己讀書、看論文，研究蛋白。我有很多事情要做。

我又經歷了幾次恐怖的復發——然後暫時獲得緩解。我很實際，這就是現在的情況，暫時的緩解。

不過，反向浮士德還有另一個面向。一開始我單純只是想救自己，現在我也想救其他人，感覺像是我的靈魂不斷擴張，以我從未想像過的方式接觸到他人。這不是浮士德的

1 編輯註：此指希臘神話中醫療之神亞希彼斯所持權杖，木棒代表人體的脊椎骨，纏繞在木棒的蛇有重生的意涵，因為希臘人認為每年都會蛻皮的蛇象徵恢復和更新的過程，體現在醫學上即是治療、恢復健康、挽回生命等醫療行為，此標誌亦表示了醫護人員的責任。

交易，不是用未來當代價換取短期的利益，相反地，透過放棄全知的可能性並經歷人間煉獄，我獲得了更富足、和他人連結更深的人生，和他人擁有共同的義務。我獲得的收穫比我想像的多，不過常常還是不夠。

在我之後嘗試西羅莫司療法的病患，是五歲的凱蒂。她兩歲時就確診了，她正開始愛上公主、開始探索世界，正要初次體驗各種事物，像是玩泥巴或是和哥哥一起玩耍，可是她不能擁有那些體驗，因為她必須保護脆弱又反覆無常的免疫系統。她的主治醫師沒有什麼治療卡索曼氏症的經驗，只從網路上找了一些不明確的「資訊」印出來（**當時我們還沒發表診斷準則**），不過他很清楚和成人患者相比，卡索曼氏症兒童患者的相關資訊與研究更少。凱蒂的父母當然嚇壞了，後來他們聯絡CDCN，我們介紹了離他們比較近的專家，雖然那位專家盡了全力，但是凱蒂對所有療法都沒有反應。她在生病的那四年錯過了好多正常的生活經歷，嘗試過各種療法，前前後後住院十四次，接受各種處置，接受了免疫抑制療法和化學療法，她還是沒有獲得緩解。接著，她開始接受具細胞毒性的化療，症狀因此稍微緩解，但那些藥物讓她疲乏無力、成長受阻，還導致了嚴重的副作用——出血性膀胱炎（hemorrhagic cystitis），讓她必須住院，連續九個星期用周邊置入中心靜脈導管（PICC）輸注藥物進行治療，而在這一切發生的同時，她的軍人父親還被多次派駐到中東。

試過所有其他選項後，她的醫師參考我的案例和資料，決定試試西羅莫司。西羅莫司沒有讓凱蒂完全康復，她有些日子狀況還是特別差，不過西羅莫司讓她的生活品質大幅提升，她在過去一年來一次都沒有住院。她現在更有精力，會奔跑、大笑，玩耍的時間比之前四年加起來更多。健康狀況大幅改善後，她甚至有足夠的能力和精力讀完大班；她今年甚至學會了騎腳踏車，雖然這不是臨床試驗會追蹤的指標，但對父母來說那和其他指標同等重要。簡而言之，凱蒂能好好當個孩子。凱蒂也啟發了她母親米列瓦加入CDCN擔任病人參與專案的志工組長，她的職責包括安慰病逝患者的家屬以及鼓勵病人一起對抗卡索曼氏症。

剛踏上這段旅程時，卡索曼氏症對我個人來說很重要，因為我正在對抗它，但現在卡索曼氏症對我來說更重要了，因為我和好多受到卡索曼氏症影響的病友培養出情誼，例如凱蒂，看到她過得那麼好讓我和夥伴的心中充滿喜悅。

所以下一次有人用西羅莫司做最後一搏時，我的期待更高了。來自科羅拉多州的莉莎是十四歲的女生，原本非常健康，常常騎馬、跳體操和跑田徑，卻因為iMCD在短短幾天內惡化到住進加護病房，所有器官衰竭，身體各處水腫，失去意識，投與IL-6阻斷劑沒有發揮作用，用合併藥物化學療法地毯式轟炸也沒有效果，她只能靠呼吸器和血液透析機器勉強維生。醫師決定在其他療法之外同時使用西羅莫司，她的身體稍微好轉，然後再度崩潰。雖然已經進行好幾輪化療，以及投與完整劑量的西羅莫司，莉莎還是敗在免疫系統對身體的攻擊之下，在住院三個月後過世——自發性多發性卡索曼氏症再度獲勝。醫師已盡人事，不過這種事還是很難接受。西羅莫司可能暫時是我的奇蹟藥物，不過顯然不是每個人的，據我所知，在第一批使用西羅莫司治療的患者中，有些人病情好轉，有些人沒有。這個結果還不夠好，它對我有效但還不夠好（至少在我寫下這一頁時仍然有效）。

為什麼有些病患對西羅莫司反應良好，有些病患卻完全沒反應？

還有哪個標靶可以用新療法鎖定？

為了得到答案，我繼續認真研究。最近我用整理好的T細胞—VEGF—mTOR資料提出經費申請，成功獲得國家衛生研究院的贊助——這是史上第一次有iMCD的相關研究獲得R01經費或是任何聯邦補助。我們利用這筆經費深入研究iMCD中T細胞、VEGF和mTOR之間的關聯，包括以臨床試驗測試西羅莫司對於司妥昔單抗治療成效不佳的患者是否有效，我們希望能了解西羅莫司對iMCD的有效程度，並發掘其他新穎的治療選項。

前陣子我在看醫療資料表時，注意到最上面寫了一個我沒看過的代碼：D47.Z2。這是由美國聯邦醫療保險和補助服務中心編列的國際疾病分類代碼（International Classification of Disease，ICD），是醫學中龐雜的分類系統中的一部分。我沒認出D47.Z2應該沒有太過分，畢竟有很多令人費解又特定的代碼，比如V91.07XD代表因著火的水上摩托車所受的燒傷，V97.33XD代表二度被吸入噴射引擎（二度！），W61.62XD則代表被鴨子打到，可能性還真低。

困惑的我上網查了D47.Z2代表什麼——是卡索曼氏症！我們有了自己的代碼。

我剛確診時，卡索曼氏症還沒有專屬代碼，報告上總是用涵蓋各種難以分類疾病的「其他」代碼標註，現在不是「其他」了。這並不是說在我生病之前因為水上摩托車著火而燒傷的需求（或者說供給）比較大，而是和卡索曼氏症患者相比，有更多因水上摩托車事故燒傷的患者強力要求屬於他們的專屬代碼。若是李醫師、CDCN的同事和我沒有在二〇一四年向美國聯邦醫療保險和補助服務中心遊說，現在我們也不會有自己的代碼。必須有人將希望轉化成行動，它才會成為現實，你不做的話，通常也沒有別人會做。

我們取得了長足的進步。

在CDCN成立之前，和卡索曼氏症的搏鬥有點像是美洲殖民者和英國人打仗時不斷內鬥（牛津大學的同事和英國的合作單位，我很抱歉，這個譬喻中的「英國人」代表卡索曼氏症），若是殖民者沒有團結起來，他們永遠不可能打贏英國人。CDCN凝聚了個別研究員並招攬新研究員，讓大家一起追求同一個願景，朝著同一個方向前進，這是靠自己單打獨鬥下做不到的。

然而，我們並不是像過往的研究那樣只測量少數幾位卡索曼氏症患者血液中的某一種分子（如IL-6），我們的合作網絡能夠蒐集來自世界各地的生物樣本，讓研究員可以對大量資料點進行測量。以最新的研究為例，我和弗利茲．李醫師正在分析一項蛋白質體學（proteomics）研究的結果，這項研究測量了三百六十二份血液樣本中的一千三百種蛋白，這些樣本來自一百位iMCD患者、六十位相關免疫疾病患者和四十位健康受試者。初步分析顯示，我們提出的模型至少弄對了一件事：iMCD涉及多種細胞激素，絕對不只IL-6一種。別忘了，我們只能找到想找的東西，測量過後才知道結果。資料也顯示，iMCD的表現的確就像自體免疫疾病和淋巴癌的綜合體。我和李醫師現在是CDCN科學諮詢委員會的共同主席，他主掌卡索曼氏症病人照護和專家引導，我則負責轉譯研究的部分。我們還是常常對於資料有不同解讀，但這在科學中極為重要，辯論與論證能讓我們更接近正確答案。有時候我們討論完會一起去喝杯啤酒，他先是我的同事，然後是我的朋友，剛好也是我的醫師。

為了確保CDCN有能力執行各種大型研究，例如前面提到的蛋白質體學研究，我們採用了多管齊下的策略。我們成立了人體生物資料庫，持續蒐集樣本和病患資料，那些樣本可以先儲存在資料庫中，等到組織募集到高明的研究想法或是累積到某項研究要求的樣本數量再拿出來使用。我們仍然會向我們的醫師和研究員社群募集樣本，不過我們發現直接找病患索取樣本的效率高很多，就和我們的登錄資料庫研究的做法一樣。協調各研究機構分享樣本需要花費大量心力，必須用上我在商學院學到的所有談判技巧、策略決策和管理經濟學知識，幸好病患都很樂意協助解決問題，名副其實地貢獻自己，獻出他們的血液和組織樣本。常常有患者在社群媒體上面說CDCN是他們痊癒並獲得正常人生唯一的希望，實際上，那些捐獻生物樣本、病歷資料和金錢的患者才是讓CDCN有機會研發解藥的唯一希望。

我們也盡可能找機會和科技公司與製藥公司合作推動大型研究。科技公司Medidata[1]

---

1 編輯註：全名為Medidata Solutions，是美國一間專為醫療研究機構提供雲端科技與資料分析的公司，與多家生命科學公司合作，在產品上市之前進行資料蒐集、儲存與分析，確保產品安全與有效。

提供機器學習和資料科學工具，在蛋白質體學研究中協助我們從五十萬個資料點中獲得具臨床意義的洞察。雖然製藥產業常常因為害群之馬被妖魔化，但製藥公司其實擁有莫大的能力，能夠透過為研究提供經費、資料和樣本對社會做出貢獻，有了這些資源才有可能獲得科學上的突破，雖然這些資源難以取得，研究進度常常因此受到拖延。除此之外，製藥公司是生物醫學研究領域中唯一能夠實際開發救命藥物的角色，而我們永遠不會忘記拯救性命就是終極目標。

我們在iMCD領域已獲得多個重大突破，現在也有多個關鍵研究正在進行中，和世界各地的合作單位一起尋找卡索曼氏症的病因、關鍵細胞類型、訊息傳遞路徑和可能的治療方式。由哥倫比亞大學的病毒獵人領軍的第一項CDCN跨機構研究顯示，iMCD是由病毒感染造成的可能性並不高，於是我們將注意力轉向基因，目前已找出幾個可能引發或激化iMCD的基因變異並進一步研究。這些線索來自CDCN國際研究方針的另一項關鍵研究：由我的華頓商學院同學贊助四萬多美元而成真的基因定序研究，多位獨立研究員正在研究這些基因的改變在iMCD中可能扮演的角色和造成的影響。

我就是其中一位研究基因改變的研究員，也是其中一位免疫調節基因出現改變的病人。我們研究的基因是T細胞的開關，出現突變能夠解釋為什麼我的T細胞會失控以及為什麼我會罹患ｉＭＣＤ。不過很難直接判斷這個基因就是真正元凶或是凶手另有其人，畢竟每個人的基因裡都有幾千個完全不影響健康的罕見變異，要從一堆不是病因的基因變異中找到讓人生病的那一個變異比大海撈針還難，這個過程就像要在三十億公升的大海裡找到某一公升的海水——要是它長得像針就好了！

我們透過基因定序得知，我從父母身上各遺傳了一份突變基因。能夠在我母親過世十年後做這件事是因為她生前曾為了一項臨床試驗抽了幾管血，不過後來研究沒有使用到，而我會知道臨床試驗和樣本的事，是因為她抽血時我就在旁邊握著她的手（**我媽和我大姊麗莎一樣怕打針**）。當時她同意將血液樣本提供給其他未來的研究使用，也同意將樣本提供給該臨床試驗以外的研究員使用，我知道她絕對想不到進行研究的人會是她兒子，也想不到她的寶貝兒子能受益於她的血液樣本中蘊藏的資訊，不過話說回來，我們倆應該都沒有料到過去十五年我們家會經歷那麼多事情。

釐清罕見變異是否會讓患病機率提升或造成某種疾病的方式之一，是在老鼠胚胎中重現在患者身上找到的基因改變。基因改造過的老鼠出生後，研究員便可以比對變異老鼠和無變異老鼠的表現型或特定特徵，如果變異老鼠出現類似患者的特徵，非變異老鼠則沒有，那就正中紅心了。露絲－安·朗岡是我指導的博士生，她正在研究和我擁有相同變異的老鼠，試圖探索該變異是否就是導致我罹患iMCD的元凶，我們將那些老鼠取名為小大衛。我們覺得這條線索很有希望，不過我們知道還有很長的路要走，特別是目前還沒有在其他iMCD患者體內發現同一種突變。

每天還是會有醫師或病患聯絡我，向我詢問卡索曼氏症的治療方式和運作方式。現在我沒有那麼常說「我們不知道」，不過有時候還是不得不說出口。我的工作最讓我感到滿足的其中一個部分應該是CDCN和其他罕見疾病團體分享了組織藍圖，讓他們能如法砲製，建立以病人為中心的合作網絡，利用群眾力量推動最有希望獲得突破的研究，不再有隔閡。我們希望在其他罕見疾病的治療過程中，「我們不知道」的情形也能減少。

我們也希望借助其他疾病已經完成的研究推進卡索曼氏症的研究，最直接的方式是我們會在檢視卡索曼氏症的研究成果後，提出哪些治療其他疾病的藥物也許能用來治療卡索曼氏症。請仔細想想，在發現iMCD患者的IL-6濃度提升後，又過了二十五年才出現第一個經美國食品藥物管理局核准用於iMCD的IL-6阻斷藥物；現在再想想，市面上已經有大約一千五百種已經獲得美國食品藥物管理局核准用於治療各種疾病的藥物，明天——甚至是今天，就可以首次拿來治療罹患七千種罕見疾病的三千萬個美國病患，而這些罕見疾病目前都沒有專門的合法藥物可用。**世界上還有幾種能拯救性命的藥物早就存**

在，就等著我們拿它來治療致命疾病？

我要來跟你們介紹一種。

我的叔叔麥可被診斷出預後很差的罕見癌症轉移性血管肉瘤（metastatic angiosarcoma）後，我陪他去見一個很有名的肉瘤專家。那位專家給了我叔叔兩個治療選項，並表示他應該只剩下一年壽命。我問那位醫師能不能將腫瘤送驗，檢查有沒有某個癌症基因突變，若有，也許能用一種已經美國食品藥物管理局核准用於其他癌症的藥物治療。

那位醫師說他不會送驗，因為那種檢驗通常不會提供什麼有用的線索。雖然它能用來推論大部分患者的診斷和預後，但是只有少於百分之十的患者治療方式會因此受到影響。

*如果我叔叔就是那百分之十呢？*我心想。

我又問醫師能不能檢查腫瘤有沒有PD-L1（細胞程式死亡配體-1），若有，則請考慮用美國食品藥物管理局核准的PD-L1抑制劑或PD-1抑制劑進行治療。PD-L1是因基因突變和核酸受損而出現的蛋白，通常出現在癌細胞表面，這種細胞蛋白不僅能讓癌細胞躲避免疫系統的偵測，甚至會讓試圖殺死癌細胞的免疫細胞死亡。因此，針對PD-L1指數較高的癌症患者，抑制PD-L1或它的受體能夠讓免疫細胞在不被殺死的情況下順利辨識並殺死癌細胞。對我叔叔來說，檢驗PD-L1指數是否上升和試圖抑制它會是他的萬福瑪利亞，但醫師解釋，沒有人研究過PD-L1對血管肉瘤或其他肉瘤的影響，也沒有人用PD-L1抑制劑治療過這種癌症，所以他不會開檢驗單，也不考慮使用那種藥物。

「就算真的驗出來PD-L1，那種藥應該也不會發揮作用，反正那種藥貴到無法負擔。」他繼續說道。

可是總要試過才知道，總要有人當第一個，而且你剛剛才對我叔叔說他時日不多，選項也有限。還有，你怎麼知道他負擔不起？

看完診後，我鼓勵叔叔去找其他願意送驗的腫瘤科醫師，他照做了。之前那位肉瘤專家講對了一件事：基因檢驗沒有提供任何有用的資訊，我叔叔的癌細胞沒有任何能用既有藥物有效鎖定的基因突變。不過檢驗顯示，我叔叔的癌細胞表面佈滿了PD-L1，抑制PD-L1是否能發揮作用？市面上已經有兩種核准用於治療肺癌和黑色素癌（melanoma）的PD-L1抑制劑，不久後，我叔叔成為據我們所知第一個用那種藥物治療血管肉瘤的患者。他的症狀和檢驗數字都出現大幅改善，腫瘤也變小了，希望他在這本書出版後能夠慶祝緩解期滿三週年。當然，未來他的健康狀況會不會有所改變沒有人知道，但他曾說「每天都是珍貴的禮物」。他的案例讓更多醫師嘗試透過藥品仿單外使用，將那種藥物拿來治療血管肉瘤，後來出現相關臨床試驗，希望未來這一切能夠幫助更多罹患這種癌症的病友。

還有多少像這樣擁有多重功能的藥物，就那麼擱在藥局的架上？不幸地，製藥公司並沒什麼動機投資成本高昂的臨床試驗，只為用來確認已核准上市的藥物是否對罕見疾病有效，此外，執行臨床試驗時，負責單位通常不會另外向美國食品藥物管理局申請將藥物用於這種新用途，因為申請藥證既曠日費時又昂貴。除此之外，提出額外申請也有可能造成負面影響：如果藥物在罕見疾病的臨床試驗中出現新的副作用，該藥物原本的藥證可能會被撤銷。我們需要提供激勵措施，鼓勵大家研究已上市藥物是否能用來治療罹患絕症病患，我和我叔叔都是活生生的例子，證明世界上可能已經有很多種可以治療絕症的藥物，只是還沒有被人發現。

◆

寫下這段文字的此刻是我自二〇一〇年生病以來最健康的狀態（雖然我不再維持健身習慣——不是我的身體做不到，而是我想將所有精力投入於釐清這個神祕疾病以及好好陪伴凱特琳和家人）。我在生病的前三年半裡發作了五次，每次都差點死亡，自從自己掌握治療的主導權後，我已經五年沒有復發，這是我確診後最長的緩解期，是之前平均的七倍。我能自信地說，是西羅莫司延長了我的性命，想起來總覺得不可置信，它一直都在離我家不到二公里的藥局裡，卻沒有人想到用它來治療。有時候答案就藏在最明顯的地方。

但是這場戰爭絕對還沒有結束，這不是結局，我們還沒找到卡索曼氏症的解藥，還是有無數病患正在受苦。最近經由媒體報導後，我收到了很多祝賀的信，恭喜我「治好了病」，很遺憾，他們恭喜得太早了。沒錯，若以美式足球譬喻，我們在二〇一二年被逼退到自己的得分線，基本上勝利已經無望，但是我們克服萬難，重新找到節奏，往球場另一端進攻，現在我們已經快到中場了，已經鎖定了幾條很有機會破案的線索，可是時間有限，我們需要大家幫忙一起追尋解藥。我和其他幾千個為了活下去而奮鬥的人還有很長的路要走，我知道如果我們不持續推進，就沒有人會去做。

我也知道我還沒有完全痊癒，隨時可能復發。距離上一次復發愈來愈遠，應該同時也代表我離下一次復發愈來愈近，即使如此，就算我再次生病，現在的情況已和以往大不相同——醫學界對於iMCD的了解和治療方針已經大幅改變。我也變了，我學到單純盼望和因為有盼望而不被擊倒的差別，如同我母親的剪報寫的那樣，兩者的差別有如雲泥，一個是癡心妄想，一個是積極行動。知道自己已經盡力在下次復發前解開這個疾病的謎團，讓我沒那麼擔心何時會再復發、甚至會不會復發，到了那時我已沒有任何遺憾，已經竭盡心力了。

我會享受這段追逐希望和生命的旅程的每一刻。

後記

我還活著，但比賽從未也無法停止

我認為自己非常幸運。不總是字面上的意義——我在健康這方面顯然運氣不是很好，不過我的經歷解放了我，讓我自由追尋熱情所在，也讓我獲得平靜，因為我知道自己在有限的生命中每天都過得很充實。我現在有明確的使命，感覺現在的自己擁有生病前無法想像的力量；現在我領導著軍隊，我能目睹受到我激勵的人奮力對抗曾經差點殺死我且持續威脅許多人的病魔。

二〇一八年八月十九日，我又走運了。我在賓夕法尼亞醫院的走廊上奔跑，就像之前好多次那樣：趕著去施行心肺復甦術（但未成功救活病患）；對喬治施行第一百次的精神狀態檢查，（成功）讓他和女兒和好；在富蘭克林的舊圖書館裡休息片刻。這一次我甚至剛好巧遇我剛來醫院實習時遇過無數次的那一位警衛，不過這次不一樣，我和凱特琳一起跑去醫院是為了迎接我們的第一個孩子，最新一位AMF：艾蜜莉雅・瑪麗・費根博姆。幾乎剛好八年前，躺在加護病房的我祈望自己能活下去，才能在未來和凱特琳結婚生子，而就在三十一年前，凱特琳也在同一間醫院誕生。我在這個看過那麼多悲劇、磨練醫術的同一個地方，親眼目睹了新生命的誕生：我的女兒。

我這輩子只有喜極而泣五次過：當我母親在腦部手術後，開玩笑地說她是金吉達香蕉小姐；當大一在喬治城大學上課時得知磁振造影顯示我母親抗癌成功；當凱特琳答應嫁給我；當我施打免疫球蛋白後病情終於有起色；還有，當我初次見到艾蜜莉雅。喜悅的感覺遲遲沒有消退，小小的艾蜜莉雅讓我們感覺無比幸福。

之前發生了很多事我才能走到這一步。總括來說，我必須將和凱特琳共組家庭的願望轉變為讓自己活下去的行動，我不能繼續相信耶誕老人，因為我發現沒有人會送上我需要的禮物，只能自己親手打造。更明確地說，凱特琳必須在我忽視她那麼久之後願意和我復合，還必須原諒我之前生病時一再拒絕和她見面。

這本書出版時，希望我的緩解期已經滿五年了，我不確定能夠達到這個目標，不過我正在盡我所能將希望變成現實。我不禁覺得這是我和家人新的延長賽。

你可能覺得這段旅程始於我在二〇一四年初做的一個決定，不過實際上不只是一個決定，也不是只有我。我現在能在這裡是因為我的家人支持我，並在最艱難的時刻給了我活下去的動力；是因為我母親鼓勵我追尋夢想和瘋狂的點子，讓我有勇氣質疑世界對我的病的既有觀念；是因為有一群優秀的CDCN醫師、研究員、志工和支持者跟我並肩作戰；是因為有那麼多卡索曼氏症病友將希望轉化血液樣本捐贈、病歷資料分享和捐款；是因為有那麼多人的鼓勵話語和禱告，還有採取各種行動，在我生病時探望，參加CDCN活動，捐獻金錢和時間給我們的研究。這些超級好的人幫忙將我和他們的禱告逐漸變成現實，每一秒都過得充實，在過程中自己創造希望。我想要對這些人表達感激之情，各位的支持對我來說真的很重要，若我不小心漏掉了任何人，先致上我的歉意。我真的很感謝所有參與這場戰爭的人。

首先，我要感謝最棒的太太凱特琳、我的父親大衛・費根博姆（Dr. David Fajgenbaum）、二姊吉娜・費根博姆・寇姆斯（Gena Fajgenbaum Combs）、大姊麗莎・費根博姆（Lisa Fajgenbaum）、姊夫克里斯・寇姆斯（Chris Combs）、小舅子麥可・布拉贊尼卡（Michael Prazenica）、岳父伯尼・布拉贊尼卡（Bernie Prazenica）、岳母派蒂・布拉贊尼卡（Patty Prazenica），感謝你們無條件愛我，在最艱難的時刻、最幸福的時刻，還有我追尋解藥的旅途中一直支持我。我美麗的女兒艾蜜莉雅，妳在出生前就是我活下去的動力，希望我能夠繼續參與妳的未來。感謝我的祖父母派翠克・費茲威廉（Patrick Fitzwilliam）和葛蕾絲・費茲威廉（Grace Fitzwilliam），哈利・費根博姆（Harry Fajgenbaum）和克勞迪雅・費根博姆（Claudia Fajgenbaum），你們讓我知道人生中最重要的就是家人。派翠克爺爺，你從郵件室員工一路爬上執行長位置，讓我看到只要努力工作並尊敬他人，任何事物都有可能成真。感謝千里達所有的阿姨叔叔和親戚，你們總讓我想起我母親，還有在生活中取得平衡的重要性。堂弟菲利普・費根博姆（Phillip Fajgenbaum），你小時候會來我的高中美式足球球賽幫忙，在我上大學後穿著喬治城大學衣服為我加油，謝謝你一路上總是支持著我。叔叔麥可・費根博姆（Michael Fajgenbaum）和嬸嬸席維亞・費根博姆（Sylvia Fajgenbaum），謝謝你們來醫院探望我。

我認為自己很幸運，竟然擁有一群親如家人的好朋友。你們對我的愛是這段追尋解藥旅程的關鍵之一。我最好的朋友，班．切森（Ben Chesson），自從我們十幾歲認識以來，你一直給我支持與建議，讓我開懷大笑，成為彼此第一個孩子的教父對我來說意義重大。凱莉．切森（Kelli Chesson），謝謝妳對我們講的笑話總是那麼捧場，也謝謝妳對我和凱特琳那麼好。致我的教母夏綠蒂．哈瑞斯（Charlotte Harris）和妳的家人史蒂夫．哈瑞斯（Steve Harris）、史蒂芬妮．史尼登（Stephanie Sneeden）和康納．哈瑞斯（Conner Harris），你們為這個世界增添光彩，感謝你們讓我看到如何活出有目標的人生。祖卡多（Zuccato）一家，我永遠不會忘記你們在一開始連我都還沒有把握時就對我和CDCN充滿信心，你們的大方貢獻讓我們的夢想成為現實。

瑪裘莉．瑞恩斯（Marjorie Raines），妳是我見過最溫柔大方的人之一，我知道妳的兒子大衛多麼善良，妳和我母親那麼相似我不該感到意外，我很幸運在對的時機認識了妳。伊蓮娜．阿姆斯特丹（Elana Amsterdam），在我認識的人當中，只有妳和我一樣熱愛談論免疫系統和細胞激素，我超愛和妳腦力激盪，思考怎麼將免疫系統的研究轉譯成讓免疫系統疾病患者好轉的方法。東尼．瑞斯勒（Tony Ressler），我不會忘記第一次在喬治城大學見到你的情景，你看到我的領導潛力、看到我可以激勵他人，感謝你引導我，讓我能夠把潛力發揮出來。葛倫・瑞斯（Glen de Vries），你無時無刻想要幫助病患，總是問我你還能如何協助對抗卡索曼氏症——然後行動！我無法形容這對我來說意義有多重大。

雖然我母親在我就讀喬治城大學時病逝——這是我年輕的人生中最辛苦的經歷，我在喬治城情同家人的好友協助我面對悲痛，讓我在喬治城擁有許多美好的回憶。我會一輩子感激葛瑞格・戴維斯（Greg Davis）、連恩・古柏（Liam Grubb）、萊恩・丁斯莫（Ryan Dinsmore）、彼得・費雪（Pete Fisher）、凱特・費德瑞克森・溫德（Kate Fredrikson Windt）、馬特・贊貝提（Matt Zambetti）、約翰・蘭卡斯特（John Lancaster）和瑪格麗特・法蘭・葛瑞芬（Margaret Farland Griffin），謝謝你們讓我知道素不相識的人能夠多快成為好友且友情長存。法蘭・巴克利（Fran Buckley），妳是我在喬治城的「媽媽」，妳一直支持我、照顧我，我媽媽一定會很感激妳。約翰・葛萊文教授（Dr. John Glavin），你總是激勵我「野心大一點」，你啟發了我擴大AMF的規模，從喬治城擴張到全美國。貝特・捷卡布教授（Dr. Bette Jacobs），身為院長、AMF董事會委員及CDCN董事會委員，妳讓我看到什麼是富有同理心的領導者。感謝鮑伯・班森教練（Bob Benson）、喬・摩爾海德教練（Joe Moorhead）、羅伯・斯賈拉他教練（Rob Sgarlata），還有所有二〇〇三年至二〇〇六年期喬治城大學美式足球隊的隊員，謝謝你們的支持，你們讓我學到很多寶貴的東西。感謝AMF大家庭的所有成員，讓我們得以從喬治城發跡，擴散到全國；特別要感謝瑪西・戈登（Marcie Gordon）、奇莉・湯普森（Kiri Thompson）、喬治・艾帕連恩（George Apelian）、艾倫・弗朗姆（Allan From）、蓋瑞・哈克（Gary Hark）、東尼・塔樂利克（Tony Talerico）、派特・莫瑞爾（Pat Morrell）、喬許・海蒙德（Josh Haymond）、湯姆・夏佛（Tom Schaffer）、娜塔莎・賈西亞（Natasha Garcia）、肯恩・馬丁（Ken Martin）、艾莉森・馬蒙・馬哈瓦（Alison Malmon Mahowald）、菲爾・梅曼（Phil Meilman）、大衛・伯克（David Balk）、凱莉・克雷斯（Kelly Crace）、依林・庫丕特（Illene Cupit）、羅賓・蘭西（Robin Lanzi）、海瑟・塞瓦提賽博（Heather Seruaty-Seib）、安德利雅・沃克（Andrea Walker）、法蘭・索羅曼（Fran Solomon）和基特・麥康納爾（Kit McConnell），謝謝你們支持我和全國各地痛失至親的大學生。

如同我在喬治城大學的時光，我在賓夕法尼亞大學醫學院也度過了人生中最快樂和最低潮的時光。PMBC的派翠克・喬治夫（Patrick Georgoff）、格蘭特・賈西亞（Grant Garcia）、格蘭特・米契爾（Grant Mitchell）、榮恩・戈蘭（Ron Golan）、傑夫・尼爾（Jeff Neal）、傑森・赫德（Jason Hurd）、伊莉莎・辛格（Elisha Singer）、丹・克雷莫（Dan Kramer）、法蘭西斯科・桑切斯（Francisco Sanchez）、依蒙・麥可拉芙（Eamon

McLaughlin）、艾胥文・莫西（Ashwin Murthy）和鄧肯・馬偕（Duncan Mackay），無論發生什麼事，你們總是能讓我微笑。賓夕法尼亞大學醫學院教職員和領導階層，像是海倫・溫伯格（Helene Weinberg）、約翰・莫里斯教授（Dr. Jon Morris）、蓋爾・莫瑞森教授（Dr. Gail Morrison）、亞瑟・魯本斯坦教授，你們協助我在復學後重新適應醫學院，讓我能開始追尋我的解藥。亞瑟，感謝你的關照，你就像父親般指引著我。

在華頓商學院，安德魯・唐恩（Andrew Towne）、艾力克斯・伯特夫（Alex Burtoft）、雅拉娜・樂西（Alana Rush）、凱西・費恩利（Kathy Feeney）、茱恩・金尼（June Kinney），這五個人是最先知道我罹患卡索曼氏症的人，對你們坦承這件事讓我嚇壞了，但是你們不僅讓我感受到滿滿的支持，還問我需要什麼幫忙，然後馬上行動。安德魯，感謝你花了超多時間思考我們要怎麼克服挑戰，幫忙CDCN團隊建立適合的文化，鼓勵其他同學一起加入。安德魯、艾力克斯、雅拉娜、凱西和茱恩，你們每個人的參與讓CDCN獲得全班同學的支持，成為CDCN一開始最需要的動力，改變了卡索曼氏症研究的歷史。

還有很多優秀的人乘著那股動力，將我們的工作推進未知領域。除了書裡已經提過的人以外，下列這些人的付出出乎想像：海倫・帕特利奇（Helen Partridge）、麥可・史蒂夫（Michael Stief）、珍娜・卡普薩（Jenna Kapsar）、凱文・斯克（Kevin Silk）、蘇菲亞・帕仁提（Sophia Parente）、羅珊娜・拉席德（Rozena Rasheed）、蘿拉・貝森—尼克伯格（Laura Bessen-Nichtberger）、金・德瑞斯克（Kim Driscoll）和尼克・德瑞斯克（Nick Driscoll）、瑪麗・季伏爾（Mary Guilfoyle）、克雷格・譚得勒（Craig Tendler）、傑夫・法瑞斯（Jeff Faris）、艾瑪・哈頓（Emma Haughton）和安德魯・哈頓（Andrew Haughton）、艾琳・納皮爾（Erin NaPier）、賈席拉・席格（Jasira Ziglar）、凱薩琳・福羅斯（Katherine Floess）、強森・寇爾（Johnson Khor）、艾瑞克・哈亞斯瑪（Eric Haljasmaa）、麥克・克羅葛力歐（Mike Croglio）、艾咪・劉（Amy Liu）、丹尼斯・李奧納迪（Denise Leonardi）、馬丁・路卡（Martin Lukac）、萊恩・亨默（Ryan Hummel）、艾倫・史東斯多姆（Aaron Stonestrom）、歌林・史密斯（Colin Smith）、艾力克斯・蘇亞雷斯（Alex Suarez）、迪安娜・莫拉（Deanna Morra）、凱蒂・史東（Katie Stone）、克莉絲汀娜・凱利（Cristina Kelly）、里歐・亞達伯特（Leo Adalbert）、茱莉・安格羅斯（Julie Angelos）、麥可・索琉（Michael Soileau）、莫莉・加內特（Molly Gannet）、史蒂夫・瑟拉芬諾（Steph Serafino）、山姆・卡斯（Sam Kass）、克蘭・萊利（Curran Reilly）、戴爾・寇賓（Dale Kobrin）、威斯・寇平（Wes Kaupinen）、葛瑞塔・莫瑞托（Greta Moretto）、亞莉莎・麥當勞（Alisa McDonald）、凱特・音內利（Kate Innelli）、珍・迪坎（Jenn Dikan）、娜迪恩・艾兒・圖赫（Nadine El Toukhy）、東尼・佛特

（Tony Forte）、JC・迪芬德費爾（JC Diefenderfer）、亞傑・拉局（Ajay Raju）、馬克・布朗斯坦（Marc Brownstein）。

我也要感謝CDCN董事會、諮詢委員會、科學諮詢委員會的所有成員，特別是弗利茲・李醫師，湯姆・奧椎克醫師，柯瑞・卡斯柏（Corey Casper）、艾里克・歐克森亨德樂（Eric Oksenhendler）、艾美・查德博（Amy Chadburn）、伊蓮・札弗醫師、瑪麗・裘・力裘・威斯醫師（Mary Jo Lecho wicz）、大衛・辛普森醫師（David Simpson）、尼基爾・孟席醫師（Nikhil Munshi）、戈登・史卡洛維奇醫師（Gordan Srkalovic）、吉崎和幸醫師和亞歷山大・弗沙醫師（Alexander Fossa），以及賓夕法尼亞大學和其他單位的合作夥伴和導師，例如丹・瑞德醫師、盧・贊（Lu Zhang）、薇拉・克利姆斯卡亞醫師、寇喬・依連尼托巴—強森醫師（Kojo Elenitoba-Johnson）、梅根・林姆（Megan Lim）、伊凡・麥拉醫師（Ivan Maillard）、安琪拉・迪斯潘則瑞（Angela Dispenzieri）、蘇尼塔・那斯塔（Sunita Nasta）、大衛・羅斯（David Roth）、琳恩・舒特（Lynn Schuchter）、麥克・帕麥瑟（Mike Parmacek）、賴瑞・詹姆森（Larry Jameson）、大衛・提奇（Dave Teachey）、德莫・凱勒赫（Dermot Kelleher）、麥克・貝茲（Mike Betts）以及神林拓（Taku Kambayashi）。拓，你是很棒的合作者，謝謝你和我共同指導露絲—安・朗岡（Ruth-Anne Langan）。我要感謝貝琪・

康納（Becky Connor）和亞尼・佛瑞曼（Arnie Freedman），你們致力於和世界各地治療卡索曼氏症患者的醫師分享正確且最新的資訊。感謝大家讓我有機會和那麼多傑出的領袖一起帶領賓夕法尼亞大學的卡索曼氏症中心和CDCN向前行。

我也想要感謝罕見疾病中的開拓者，他們讓我知道我也可以將希望變成拯救生命的東西：雪倫・泰瑞（Sharon Terry）、艾比・麥耶（Abbey Meyers）、喬許・索默（Josh Sommer）、艾蜜莉・克雷莫—歌林歐夫（Emily Kramer-Golinkoff）、妮可・波依斯（Nicole Boice）、彼得・薩頓斯托（Peter Saltonstall）、菲爾斯・萊利醫師（Phil Reilly）、萊絲莉・戈登醫師（Leslie Gordon）、法蘭西斯・柯林斯醫師（Francis Collins）、史蒂芬・葛洛夫醫師（Stephen Groft）、艾米爾・卡奇斯醫師（Emil Kakkis）。我也要感謝坦妮亞・西蒙切利（Tania Simoncelli）、莎曼莎・斯卡凡納（Samantha Scovanner）和安・克萊柏恩（Anne Claiborne），他們全心為罕見疾病患者奉獻，是最優秀的合作夥伴，和我們共同努力為所有罕見疾病患者找到拯救性命的治療方式。克里斯和吉娜，你們對抗漸凍人症的認真態度和對彼此無條件的愛一直啟發著我，激勵我將我們的任務拓展到其他需要解藥的罕見疾病。

感謝每一位曾經照顧我並給我希望的醫師和護士，包括克萊斯・達德（Clarice Dard）、諾曼・斯沃普（Norman Swope）、弗利茲・李醫師、湯姆・奧椎克醫師、亞當・

柯漢醫師（Adam Cohen）、艾莉森·羅倫醫師（Alison Loren）、彼得·烏西斯醫師（Peter Voorhees）、普莉提·湯瑪斯醫師（Preethi Thomas）、傑夫·克萊恩醫師（Jeff Crane）、路易斯·迪爾醫師（Louis Diehl）和瓊·高可曼醫師（Jon Gockerman）。

回顧一生並寫成回憶錄這件事極具挑戰性，但也讓人收穫頗豐。我很感激讓這件事成真的各位，威廉·卡拉漢（William Callahan），謝謝你總是督促我傾洩出所有情緒，提供指導和鞭辟入裡的建議，讓我的故事能躍然紙上。理查·派恩（Richard Pine），謝謝你在整個過程中不斷鼓勵我，帶領我走向你心中的願景，你獨一無二。瑪尼·寇苛蘭（Marnie Cochran），謝謝妳那麼用心製作這本書，讓整個過程那麼有趣，謝謝妳熱情歡迎我加入百齡壇（Ballantine）和企鵝藍燈書屋（Penguin Random House）。格蘭特、班、麗莎、吉娜和凱特琳，你們為我的書稿提供了好多超棒的建議，因為有你們的協助，若我不在這裡了，無法親自轉述這些故事給我的女兒聽，她還是能看見我的故事。

最後，我想要感謝你閱讀這本書！每個人都有自己需要面對的難題，希望你能反思並找到你的「卡索曼氏症」，或者找到你的希望或熱情所在，能夠激勵你、啟發你，讓全世界，你的世界，或是至親的世界變得更好的事物。如果那件事剛好是為卡索曼氏症努力，那就太棒了（**當然不一定要是這個**）！我們都擁有必要工具，雖然可能需要先利其器，才能夠追尋甚至解開那些謎題。

將希望化為行動永遠都不簡單，需要經過時間的淬鍊才能看到努力的果實。但是你必須開始，先從小地方開始，做就對了，做任何能夠讓你更接近目標的行動，就算只是看似無聊的申請文件。希望你永遠不會被誤認為是你父親懷孕的太太，但如果真的遇到了，希望你能用幽默感和正面能量克服那個低潮，還有我們注定要經歷的其他低潮。

別讓腦海中的否定聲音阻止你行動，或是阻止你質疑現況。我在臨死前最大的遺憾是我沒有做的事，不要和我有相同的遺憾。考慮，行動，認真地過每一秒，因為真相是：我們都在延長賽。

希望所有卡索曼氏症患者和親友都能造訪卡索曼氏症合作網絡的網站 www.CDCN.org 以深入了解這種病，認識其他病友，還有捐獻樣本和資料幫助我們對抗疾病。

任何有興趣捐款贊助這個救命研究的人也應該造訪 www.CDCN.org

欲知更多詳情，請寫信至 info@castlemannetwork.org

若你是需要指導的罕見疾病患者，請寫信至 rare@chasingmycure.com

Ciel

從絕望到希望

一名醫生與罕病戰鬥及共存的長征

Chasing My Cure: A Doctor's Race to Turn Hope into Action

作　　者 — 大衛・費根博姆（David Fajgenbaum）
譯　　者 — 楊雅筑
發 行 人 — 王春申
選書顧問 — 林桶法、陳建守
總 編 輯 — 張曉蕊
責任編輯 — 陳怡潔
特約編輯 — 李曉芳
封面設計 — 萬勝安
內頁設計 — 林曉涵
營 業 部 — 張家舜、謝宜華、王建棠
出版發行 — 臺灣商務印書館股份有限公司
23141 新北市新店區民權路 108-3 號 5 樓（同門市地址）
電話：(02)8667-3712　傳真：(02)8667-3709　讀者服務專線：0800056193
郵撥：0000165-1　E-mail：ecptw@cptw.com.tw
網路書店網址：www.cptw.com.tw　Facebook：facebook.com.tw/ecptw

局版北市業字第 993 號
初　　版：2022 年 11 月
印 刷 廠：鴻霖印刷傳媒股份有限公司
定　　價：新台幣 450 元

法律顧問 — 何一芃律師事務所

國家圖書館出版品預行編目 (CIP) 資料

從絕望到希望：一名醫生與罕病戰鬥及共存的長征/大衛.費根博姆(David Fajgenbaum)著；楊雅筑譯. -- 初版. -- 新北市：臺灣商務印書館股份有限公司, 2022.11
面；14.8*21 公分. -- (Ciel)
譯自：Chasing my cure : a doctor's race to turn hope into action: a memoir.
ISBN978-957-05-3454-2(平裝)

1.CST: 費根博姆(Fajgenbaum, David C.) 2.CST: 醫師 3.CST: 罕見疾病 4.CST: 回憶錄 5.CST: 美國

415.18　111015810